音楽療法で自分を好きになる

人生を最高に楽しむための音楽サプリ

阿久津　真樹子

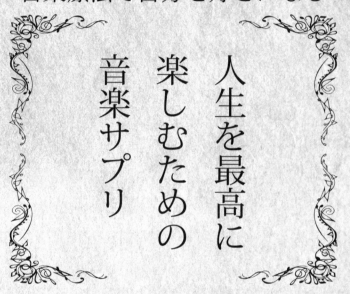

はじめに

この本を手に取ってくださった方に、まずはじめにお伝えしたいことがあります。

それは「人生は有限」ということです。

私たちは一回きりの、有限の人生を心から楽しみ、笑顔で生きていかな――それを実現するためにいったい何が必要なのでしょうか。


「人生は試練である」という言葉をあちこちで耳にしますし、実際その通りであると思います。納得がいかない状況に身を置かなければならないことも多々あるでしょう。

生まれてきた国、家庭環境、合わない学校、仕事場の人間関係、思い通りにいかない恋愛、夫婦や親子関係、病気など、人生に降りかかる試練を挙げればきりがありません。

人は、物事の捉え方、考え方、決断によって、人生が大きく変わってしまうものです。

それを恐れるあまりに、人は今いる状況に甘んじて、自分らしさを見失ってしまい、後悔することになります。

私自身、まだ人生半ばではありますが、立ちはだかる数々の試練を経験しました。自分一人の力ではそれらの試練をけっして乗り越えられなかったと思います。しかしそんなとき、決して私を裏切らず、ずっとそばにいて支えてくれた心強い味方がいました。それが「音楽」です。

私は「音楽の力」に助けられながら人生の壁を乗り越えてきました。現在の私が自分の心と上手に対話し、感情をコントロールできるようにもなり、穏やかに日々過ごすことができるようになったのも、そんな「音楽の力」のおかげです。

「音楽」を奏で、「音楽」を楽しむことは、人類の起源までさかのぼることができるでしょう。太古の昔から、「音楽」は私たちの切っても切れない大切な友人であったといえます。

困ったときには誰もが「音楽」に慰められ、力をもらい、人生のあらゆる場面で心の支えになってくれました。そして、自分の心を知ること、感情をコントロールすることを「音楽」はやさしく教えてくれたのです。

はじめに

本書は、私が二十年以上行ってきた「音楽療法」が、複雑な現代を生きる私たちが抱える、心と身体の問題にとってとても有効であり、人生を豊かにするということを知っていただくために、私の体験をふまえて誰にもわかりやすく書いたものです。

ご縁あってこのページをめくるあなたにとって、新たに「音楽」というやさしい友を得ていただけたらこんなうれしいことはありません。

この友は、生活に彩《いろどり》を与えてくれ、苦しいときは励ましてくれます。そして乗り越えなければならない壁を崩してくれるパワーも与えてくれます。

私がそうであったように、本書を読まれたあなたも「音楽」という友と一緒に、一度きりの人生を最高に楽しむことができるはずです。

令和六年九月吉日

阿久津　真樹子

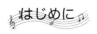

目次

第6章　心と音楽のサロン

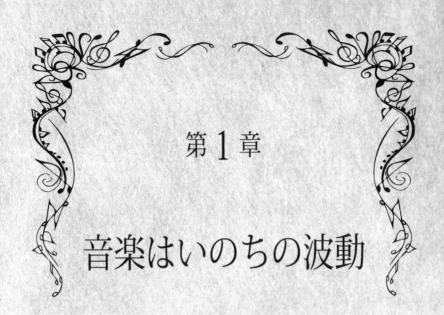

第1章

音楽はいのちの波動

音から音楽、そして癒しへ

皆さんは音楽をどのようなときに聴きたくなりますか？　辛くてどうしようもないときでしょうか。寂しさを紛らわせたいときかもしれません。また嬉しいことがあったとき、つい歌を口ずさんでしまうこともあるでしょう。どんなときも音楽は私たちのそばにあるものです。

音楽は決して、衣・食・住のように人が生きていくために必要不可欠なものではありません。にもかかわらず、音楽は人類の文化の始まりから常に身近に存在してきました。

どんな民族の歴史を鑑みても、「無音」の文化などはありません。

人は太古から音を奏で、リズムに酔いしれ、メロディーに魂を揺さぶられ続けてきました。

古代のエジプトやギリシャの文明にも、歌の歌詞と思われる言葉や、楽器を演奏する姿を描いた壁画など、たくさんの証拠が見つかっています。なんと数万年前まで遡り、ネアンデルタール人が使っていたという笛まで発掘されているのです。

このように、どの時代、どの民族にも「音を楽しむ文化」があり、子どもから大人まで、誰もが音楽に触れ、音楽と共に生きてきたのです。

現代においても、私たちにとって音楽はなくてはならないものです。さまざまな国の伝統的な音楽から、世界で共通の音楽まで、多種多様なジャンルの音楽がこの世界にはあふれています。そして、今でも次々と新たな音楽が生み出されています。

今では科学の進歩により、音楽はあらゆる面で人体にとって良い影響があることが医学的に実証されてきています。音楽を聴くことは、大脳皮質等に影響を及ぼし、不安を減少させたり、幸福感を感じさせることができるとわかっています。それは音楽が刺激となりドーパミンなどの快楽ホルモンが分泌され、ストレスホルモンを減少させるなどの効果によるものです。

人類は意識せずとも音楽を求め、ときに音楽に癒され、ときに音楽に勇気をもらい、音楽の力によってそれぞれの人生を乗り切ってこれたのです。

音楽を聴くことが人体に及ぼす影響についてはさまざまな分野で研究され、私たちにとって有用であることが明らかになってきていますが、本書では医学的根拠に基づく実証などの難しい話はあまりしないのでご安心ください。代わりに、私が主に行っている「音楽療法」、「音楽心理療法」において、いかに音楽が心に大きな影響を与えるかを私の経験に基づきお話させていただきます。

実際に「音楽療法」がどのようなアプローチなのかを理解していただけるでしょう。

心と体を癒す最高のくすり

「音楽療法」と聞いて、みなさんはどんなことをイメージされるでしょうか。流れる音楽を聴かせて、悩みや苦しみを軽減させるというイメージでしょうか。

確かに音楽には、ただそれを聴くだけでも癒しの効果があります。けれども、その音楽の効果を心理学的知見に基づいて用い、心を整えていくアプローチ法が「音楽療法」だと思ってください。

私はこの「音楽療法」を行うようになってから二十年になります。その経験から私は、**音楽は「心と体を癒す最高のくすり」である**と確信するようになりました。

「音楽療法」には、さまざまなアプローチ方法があります。

身体の機能改善を目的としたアプローチもありますし、心に不調をきたしている方の場合は心理療法（セラピー）を中心に行います。心理療法では音楽を用いて問題の解決の糸口を見つけるというものです。

このように説明しても、実際に私の仕事の現場を見ない限り「音楽療法」がどのようなものか理解していただくことは難しいかと思います。

そこで、この章では「音楽療法」を用いた心理アプローチの実際を何例かご紹介することにします。これらは介護施設や個人カウンセリングにて私が行ったものです。

それぞれの場面で、音楽を少し用いるだけで、クライエントの心が音楽に強く反応し、豊かになっていくことがわかってもらえると思います。

「おかあさん」で認知症の男性が涙をこぼす

まず、六十代前半の男性の事例からお話ししましょう。彼は認知症を患い、施設で暮らしていました。

施設のスタッフの方のお話では、彼は常に怒った様子で、笑顔を浮かべることもなく、機嫌が悪いことが多いとのことでした。これは認知症の症状の典型の一つでもあります。前頭葉の機能が低下すると感情を抑えることが難しくなり、イライラしたり怒りやすくなったりするのです。

私がはじめてその男性とお会いしたときも、私と目を合わせることもなく暴言を吐いていました。そしてついには暴れ出して、スタッフの方々が三人がかりでなだめて落ち着かせなければなりませんでした。男性のその姿は、溜め込んだ不満や悲しみを誰かに発散することでギリギリ感情を保っている、というように私の目には映りました。

この男性の場合、気持ちが穏やかになるまで時間が必要なのだと感じましたが、グループでの療法だったため、一人にじっくり何時間も向き合うことは不可能でした。しかし、このような場合でも、短時間で少しでも心が穏やかになれる状況を作ることができる、音楽療法のアプローチは最適だったのです。

まずは彼の興味を惹きそうな曲をさぐり、一緒に歌ってみることから始めました。すると彼はピアノが流れた瞬間、顔つきが少し変わりました。何かを感じた様子を私は見逃しませんでした。初対面の私に対してはまだ警戒心があり、その日の療法では笑うことも歌うこともなく終了したのですが、ピアノの音で変わった一瞬の顔の表情の変化に、私はいずれ必ず笑顔が戻ると確信し、次回に期待しました。

そして二回目の治療で、彼の変化はあっという間に訪れました。

「こんにちは。今日もいっぱい歌って楽しい時間を過ごしましょう」と声かけしてから、まずは第3章で説明する音楽体操というものを行いました。

このときはまだムスっとした表情でしたが、前回とは違い暴言も吐かず少し穏やかさを感じました。体操が終わり、次は歌に入りました。

私がピアノを弾き歌い始めると、なんと彼は泣き始めたのです。

今まで怒りの感情しか表現することができなかった彼が、涙を流し始めたのです。これは大きな変化です。自分の中の悲しさ、寂しさといった感情を怒り以外の形ではじめて表現できた彼は、その後も涙を流し続けました。

そのときに歌った曲は、「おかあさん」という曲です。この曲は1分ほどの小曲なのですが、昔を思い出すには十分すぎるほどの素敵な曲です。


人は生きていく上で家族には多大な影響を受けます。中でもとくに母親を思い出すことは、心の奥底にある感情を表に出させることが多いのです。けれどもその家族に対して良い感情を持ってない人はこの曲では泣きません。むしろもっと怒りの感情が増してしまうこともあります。この男性にとって母親は良い思い出だったのでしょう。彼は子供のような顔に戻り、しばらく涙が止まりませんでした。

認知症の記憶障害、見当識障害により記憶が失われる症状がありますが、人間関係の記憶は残りやすいと言われています。この男性も母親の記憶は少なからず残っていたのでしょう。

それからも療法を続け、5回目の療法のときには、なんと男性から笑顔が出るようになりました。施設のスタッフからも「音楽療法があった日はとても落ち着いています。お母様と小さい頃にいろいろな曲を一緒に歌った、と笑顔で話してくれました」とお話しいただき、とても嬉しくなりました。
その後、治療のたびに私は男性から「お母さん」と呼ばれていました。

このように封印していた寂しさや悲しさを、懐かしさや温かい気持ちに変化させ、そんな自分の感情を受け止めることで、一瞬でも穏やかさや優しさを取り戻せることがあるのです。そうして怒りや苦しさから一時でも解放されることで、本人も周りの方も心の安定につながっていきます。
人の言葉や行動でもそのような改善が起こることはありますが、音楽にもそれと同様、ときにはもっと強力に効果を発揮することがあるのです。それは音楽のメロ

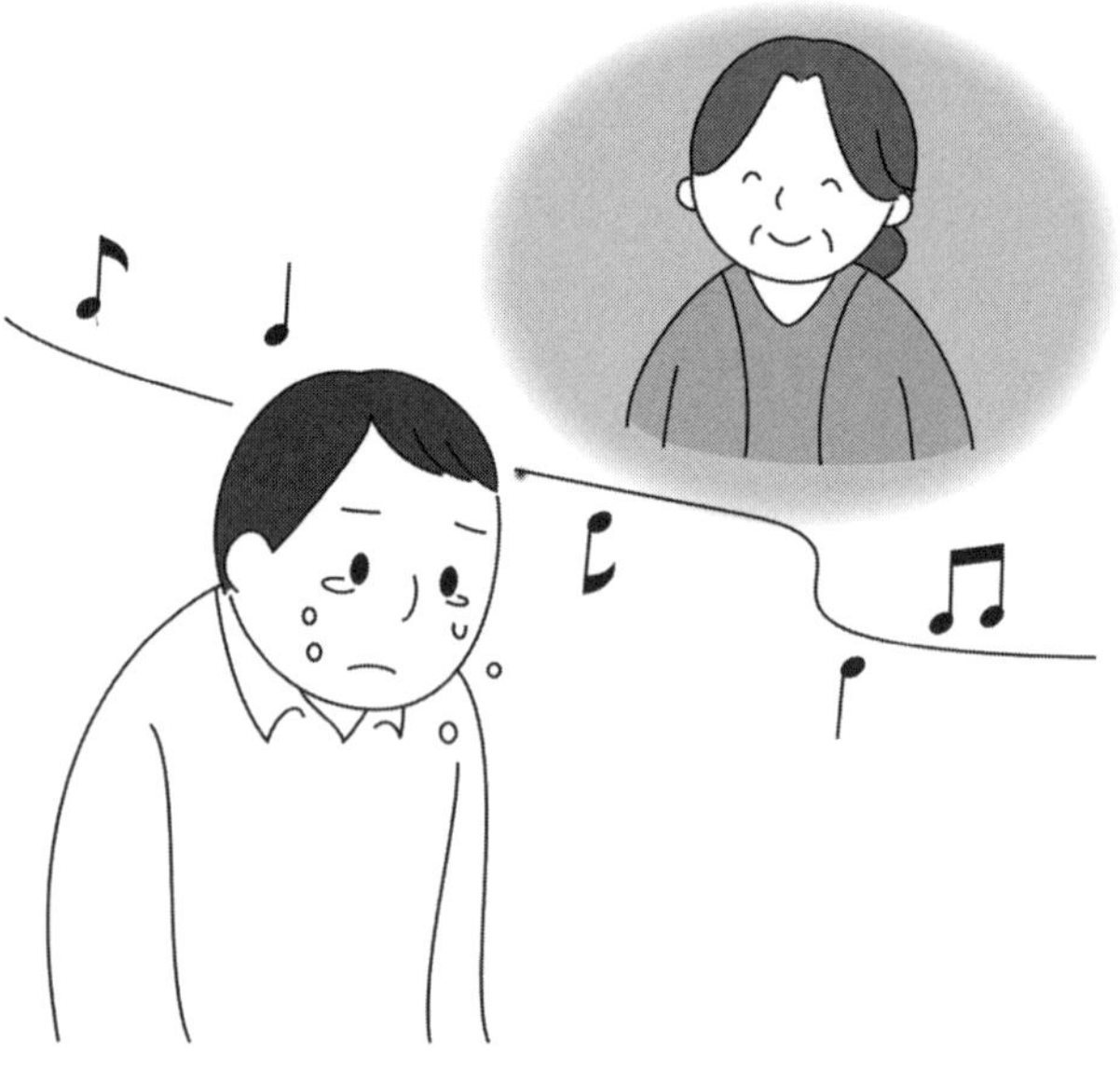

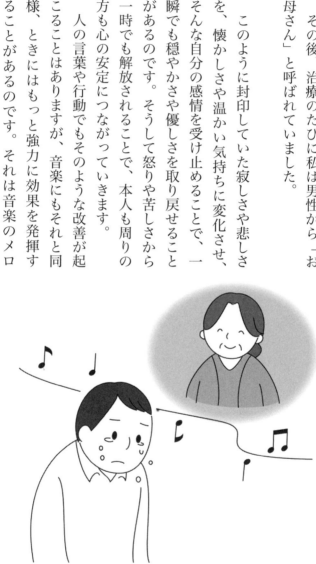

ディーやリズムが心のしこりをほぐし、回想を促してくれる特別な力があるからです。

この特別な力により、記憶障害や見当識障害の改善が見られることは、実際に多くみられます。これは人の言葉や行動からだけでなく、音楽の持つ特有のメロディーとリズム、そして歌詞の融合がなせるものなのです。

音楽のタイムマシンで生きる意味を見出す

次にご紹介するのは、前例と反対に、常に笑顔な八十代の女性のお話です。

彼女には認知症の症状はありませんでした。

この方には負の感情が一切ないのかと思うほど、いつも静かにニコニコしているおばあさまです。この女性はセラピーをするまでもなく、好きな曲を一緒に楽しむだけで十分であると思い、彼女が好きそうな曲を選び一緒に歌っていました。

何回かセラピーを受けていただいている中で、私の中にふと疑問が浮かびました。

「どうしてこんな感情がないのだろう」と。そして、もしかしたらこの女性は感情を閉じ込めてしまっているのではと感じるようになりました。

リクエスト曲を伺っても「とくにないわ」と仰るので、感情を揺さぶるような歌詞のある曲を数曲流してみましたが、やはり静かに微笑んでいるだけでした。

女性はいつも綺麗な身なりで、結婚指輪をつけていらっしゃいました。セラピーに際しては、その方の身なりや動作、言葉遣いなどを注意深く観察することで、展開の糸口が見つかるものです。

もしかしたらご主人との思い出の曲があるかもしれないと、「ご主人との思い出はありますか」とお聞きすると、今まで以上の笑顔で「ハワイに一回だけ二人で行ったのよ」と初めて質問に答えてくださいました。

これだ！と確信した私は、岡晴夫さんの『憧れのハワイ航路』を歌いました。すると彼女は歌い終わった後、はじめてご自身のお話をしてくださいました。

ご主人とはお見合い結婚だったこと、子どもはいないこと、ご主人が亡くなられて自分も早く天国に行きたいと思っていること、思い残すことなどはもうないこと。

そのお話を聞いて、彼女の笑顔に感情がない理由がわかりました。これ以上生きていることに興味がなく、過去の楽しかったことを思い出すことさえもやめてしまっていたのです。

しかし音楽を通して、楽しかったご主人との懐かしい記憶を思い出すことができたのです。その後は「懐かしい、この曲は主人が大好きだったのよ」「この曲も好きだったわ」と相変わらず素敵な笑顔で思い出の曲をたくさん歌ってくださいました。その笑顔には今までのような寂しさはなく、心から嬉しそうでした。

「生まれ変わっても主人と結婚したいわ」と話してくれた笑顔が忘れられません。

人は怒ったり笑ったり、その時々の感情を表現する生き物ですが、不思議なことに、何かのきっかけで感情を封印してしまい、無意識に期待も希望も持たないように選択してしまうことがあります。

大きい悩みを持っている時、人はあえて心を虚しくし、日々できる限り目の前に起こることだけに意識を持っていくことで、生きることを楽に感じられることは多くあります。けれども、それによって生きる意欲をなくし、人生をどうでもよいと感じてしまうこともまた多くあるのです。

セラピー前の女性は幸せな思い出をすべて封印し、生きる意味を見失ってしまっていました。でも、音楽を通して過去の楽しかった出来事を思い出し、ご自分の生きてきた証《あかし》を見つめ直すことが、生きる気力となっていきました。

これは私感でありますが、たとえ今生きていることに意味を感じられなくても、生まれたときから今までの自分の人生の全てを無意味なものにしないで欲しいのです。良いことも悪いことも含めて生きている証です。

この世に生まれ、大切な人と出会ったこと、さまざまな出来事を経験したことはみなさんの人生の大切な宝物ですから、どうか最後まで忘れないでください。

音楽はタイムマシンです。**誰でもこのタイムマシンに乗って思い出の時代にタイムスリップすることができる**のです。

そして当時の映像、香り、感触、一緒にいた人との会話、そしてそのときの感情を思い出し、自分の存在が誰かにとって意味があるということ、自分は価値がある存在であることを、確認していただきたいと心から願っています。

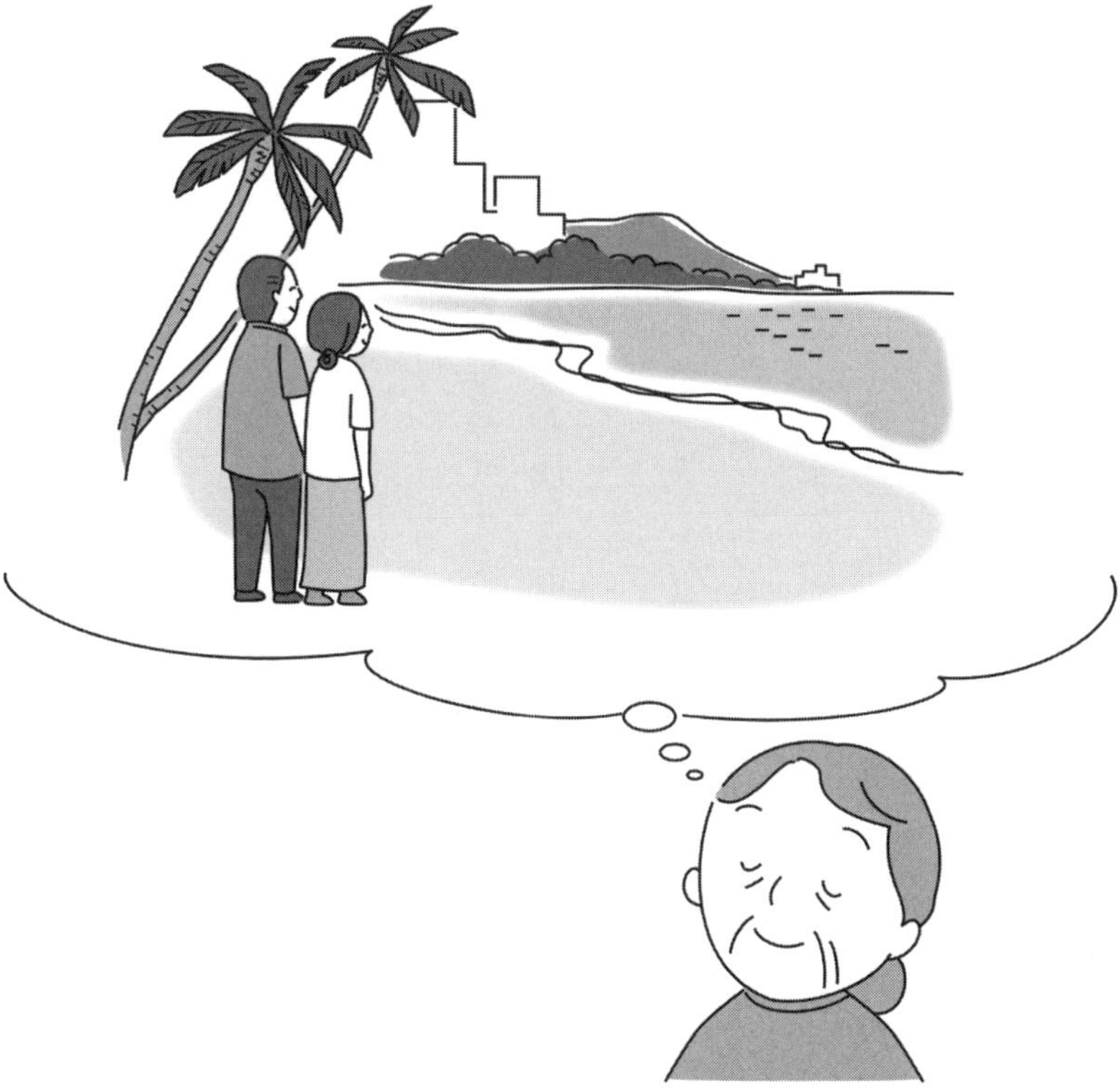

音楽で心が解放され登校拒否を克服

次は、私のプラージュにいらした小学生の男の子の話をしましょう。

小学校高学年男の子のお話です（以下B君）。学校に登校できなくなったとのご相談で、お母様と一緒にカウンセリングを受けにいらっしゃいました。

カウンセリング中、B君は言葉をほとんど発せず、「学校は行きたいけど行けない」と、それだけ言って下を向いてしまいました。その後もB君は一言も発さず、お母様との会話になりました。

「なんで行けないのかわからないんです。とにかく行きたくないとしか言いません。このままだとおかしくなってしまうのではと心配です」

一通りお母様の話を聞いて、B君に質問をしました。

「次は一人でお話する？　お父さんかお母さんが一緒のほうが良いかしら？」

するとB君は、「一人で」とボソッと言ったので、ご両親にも了承を得て、二回目からはB君だけでカウンセリングを行うことになりました。

はじめは警戒心もあり、B君は私と目も合わせることなく下を向いて何も話してくれません。私もあえて顔を見ずに、外を見ながら「好きなアイドルとか、好きな漫画とか、好きな曲はあるかな？」と聞くと、「漫画が好き」と話してくれました。

それからは、漫画の話や、アニメの挿入歌やエンディング曲などを話して、私が「その曲、弾けるよ」と言うと、「えっ、聴きたい！」と初めて顔を上げてくれました。

そして、音楽は少しずつ閉ざされた小さな心を開いていきます。好きな曲を聴き、一緒にピアノに触れながら音楽を感じていきました。

数回後のカウンセリングでは、自分でも学校に行きたいけれど、なんとなく怖くて行けないこと、ご両親から学校に行きなさいと言われて辛いこと、自分が学校に行かないことで親が喧嘩をして苦しいこと、精神科にも通って病気でないと言われたことなど、とにかく話が止まりませんでした。

B君は自分のせいで家族がおかしくなっていく状況に心を痛め、学校に行きたいのに行けないことに罪悪感を感じていました。

いじめや学校に問題があったわけではなく、勉強が難しくなって、ついていけない焦りがあったこと、数日間学校をお休みした後に、友達から自分がどう思われているのかが気になり、急に怖くなって行けなくなったことをしっかり話してくれました。

私は学校に通うことが全て正しいとは思っていません。精神が壊れることの方がよほど重大です。自分から登校したい、登校してみたいと感じるまでは無理をしてはいけないと考えています。ですから、通常カウンセリングでは、目標を登校することではなく心を癒すこと、生きる意味を見つけることとしています。しかしB君の場合は自身が学校に行けるようになりたいとのことだったので、登校を目標に心の回復のサポートを行うことにしました。

B君に「今日の聴きたい曲は何かな？」と聞くと、その当時流行っていたアニメの曲を聴きたいと、笑顔で答えてくれました。

そこから音楽を聴きながらいろいろな話をしました。将来の夢、家族、お友達のこと。好きな音楽を聴きくと心が解放され、自然と話が止まりません。

B君は人との接触や会話が少ない生活をしてきました。しかし好きな音楽を聞いたことをきっかけに、「人と話したい」「自分のことを伝えたい」という、人が本来持っている欲求が出てきたのです。

その後、毎回カウンセリングの最後に「今は登校できなくてもこれからの長い人生においてまったく関係ないよ。むしろ貴重な経験として、心の引き出しが増えて将来役に立つからね。自分で大丈夫と思うまで焦らないでね。次回のカウンセリングで聴く曲を考えておいてね」と締めくくります。そして次のカウンセリングでまた、好きな曲を聴きながらいろいろな話をしました。

これを繰り返し、一年が経ったある日、「先生、僕、学校行ってみる。なんか行けそうな気がしてきた」と真剣な眼差しと、はっきりした口調で話してくれたのです。

「このあいだね、お友達が手紙を届けてくれたとき、よくわからないけど久しぶりに話したいと思って玄関に行ったんだ。学校に来れたらもっといろんなこと話そうって言ってくれたんだ」B君は、ニコッと笑いました。

B君はカウンセリングを通して、自分の気持ちを素直に話せるようになり、それによって心が解放されたのでした。そして、自信を失っていても自分はダメな人間だと思わなくてよいこと、自分を必要としてくれる人がいることがわかり、外の世界とつながりたいと思えるようになったのです。

それからB君は、元気に登校できるようになり、カウンセリングも卒業しました。

その後、小学校を卒業し、中学、高校と進学した今でも時々、私に連絡をくれています。

「先生、今パソコンで曲を作ってるんだ。音楽をたくさん作って、自分の音楽でみんなに元気を出してもらいたいな」と話してくれたB君のキラキラした笑顔が、今でもずっと忘れられません。

不登校のお子様が学校に行けるようになるには、タイミングや、自分の中での小さなきっかけが重なることが必要です。お子様が、もし学校に行きたいけど行けていない状況にあるならば、その小さなきっかけを一緒に探し、タイミングを見逃さないようによく見ていてあげていただきたいです。

また、不登校には家庭内や学校での出来事が多く関係しています。学校やご家庭での生活改善はもちろん、子どもが本音を話せる場所を作ったり見つけてあげることも大切です。

いかがでしたでしょうか。

人は他人と心を開き合い、感情を共有することで精神の安定を手に入れることができます。しかし何らかの病気や過去のトラウマによって心を閉ざしてしまうと、己《おのれ》の感情を溜め込んで、心の安定を失ってしまいます。

そのような方と言葉だけでコミュニケーションを取ろうとしても、閉ざされた心には言葉はなかなか入っていきません。無理やり相手の心を開こうとしても、それは土足でその方の心に踏み入るようなことになる場合もあります。そうなったら、ますます彼らは心を閉ざしてしまうかもしれません。

しかし、音楽であれば、その人の心や記憶にやさしく触れ、思い起こされた感情や記憶を誰かと共有したいという欲求を、自然と当人に抱かせることができます。そして、まさに音楽そのものを通じて、その気持ちを表現し、コミュニケーションをとる手助けをすることもできるのです。これが音楽という魔法の持つ力です。

この音楽の魔力を有効に使い、クライエントの心を開き、前を向いて、再びイキイキと人生を歩んでもらえるようにする。それが「音楽療法」なのです。

音楽療法とは何か、なんとなくでもわかっていただけたかと思います。

では、この音楽の魔力の正体は何か、そして音楽療法がなぜうまく機能するのか、次章で詳しく見ていきましょう。

第2章

人は音で生かされる

なぜ人は「音楽」を求めるのか

なぜ人は音を求めるのか。

その答えは、ズバリ、「心のコントロール」です。

いつもさまざまな感情に翻弄されている人間は、それだけで心身にストレスを抱えています。そこで人間は、心をコントロールしようと無意識に音を求めているのです。

音は耳から入り、鼓膜を震わせ、電気信号となって神経を通じ脳に伝達されます。その時々の感情が求める音は自律神経系を刺激して、楽しいときには心拍が上がり興奮をもたらし、疲れているときは鎮静作用が働き癒しを与えてくれます。

このように音は、心身に大きな影響を与えます。

人は本能的に自分の〝感情をコントロールするための音〟を求めるのです。

私はこの〝感情をコントロールする音〟を「音楽」と定義付けています。

小鳥のさえずりに癒しを感じる人は多いと思いますが、これには理由があります。さえずりは立派な音楽であるからです。

音楽の起源には複数の説がありますが、その中に「動物の求愛の鳴き声が進化したもの」という説があります。

動物は、鳴き声の高低や強弱を自然と使い分けて、相手に求愛や威嚇《いかく》など、さまざまな行動を表現します。その鳴き声が音列として進化し、のちにメロディーや言葉をのせて音楽として認識されていったといいます。

可愛らしい小鳥のさえずりも、大空に響き渡る澄んだ鳴き声が人の耳に入り脳に伝わることで、鎮静作用が働き精神が落ち着くのです。ウグイスなどの鳴き声に癒されるのもこの原理です。

このように、人は自ら音楽を聴いていないときでも、癒される音を無意識に求め、それを感じ、体内に取り入れようとするのです。

「人の声」によって気持ちが変化することも音楽が関係しています。

声の振動が耳から音として伝わり脳を刺激し、好きな声だと癒しを感じ、波長の合わない声だと不快に感じてしまうことがあります。これらは、音楽の起源が「かけ声」だとする説に当てはまります。

大きな声でかけ声をかけることにより、脳が刺激を受け、やる気になったり、元気になったりします。

高齢者が立ち上がるときに「ヨイショ」と自分にかけ声をかけたり、数人で重い荷物をもち上げ運ぶときにも「せーの」とかけ声をかけたりするでしょう。運動会や試合などのときの応援も、この原理が働いているといえます。

好きな、聞きなれた人の声が落ち着くのは、声が脳に刺激を与え、安心感を生み出すからです。また、推しや片思いの人の声を聞くだけで、ドキドキと気持ちが高揚するのも、脳からの刺激が心臓をバクバクと動かすからです。怖い思いをした相手の声を聞くだけで、動悸《どうき》が激しくなり苦しくなってしまうのも、〝声という音楽〟が脳に伝わり、気持ちが支配されてしまっているからです。

このように、人の声や小鳥のさえずりも立派な「音楽」である、ということがわかるでしょう。あえて自分からメロディー、リズム、歌詞がある音楽を聴かなくとも、普段の生活の中でたくさんの音楽を感じて、その音に刺激を受けているのです。

ですから、良くも悪くも、人は音によって生かされているといえます。

私たちのこの世界の中で**自然に感じてしまう音や音楽を、その人にとってよい方向へ導くためにコントロールすることで、心と体の自然のくすり（ナチュラル・メディシン）として処方できる**のです。

音楽には歴史上にも数々のドラマがあります。

失恋ソングや、感謝を伝える曲、応援ソングのようなものには、作詞家自身の体験談や伝えたい想いを乗せていることが多いですし、歌詞のない音楽でも、作曲家は癒しを届けたい、楽しさを伝えたいなど、何らかの想いを音楽で届けようとするのです。

クラシックの作曲家で、よく比較されるのがモーツァルトとベートーヴェンです。

作曲家の人物像は置いておいて、モーツァルトの曲は明るく快活な曲が多く、朝に聴くと元気が出たり、植物にモーツァルトの曲を聴かせていると元気に育つとも言われています。

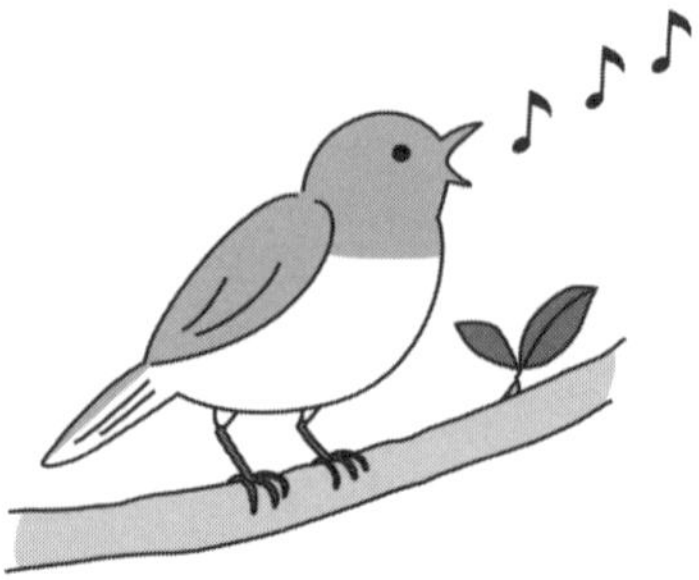

小鳥のさえずり
も、人のかけ声も
「音楽」である。

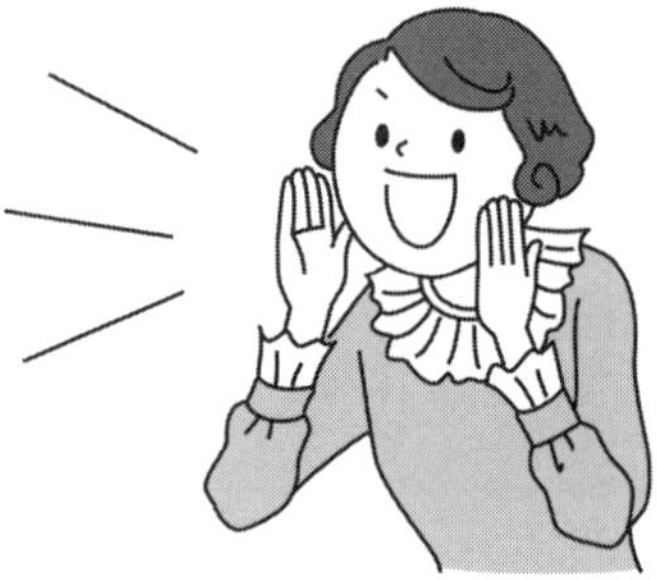

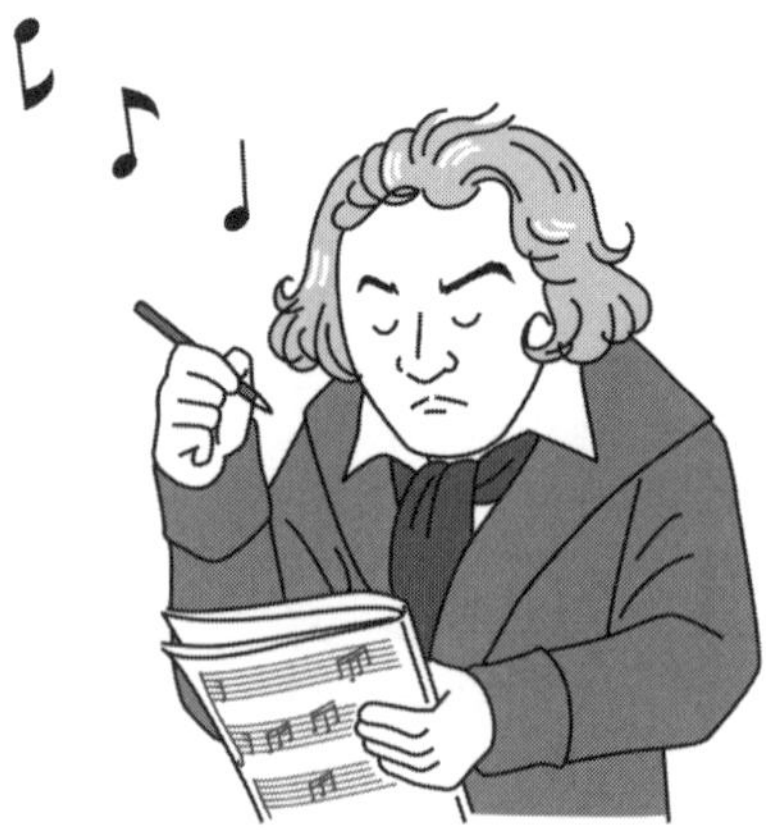

逆に、ベートーヴェンの曲は、美しい旋律の中にも苦悩を感じさせる重々しい曲が多いと言われています。

実際、代表曲『交響曲第5番「運命」』を作曲しているときに、その曲の重さに耐えられなかったベートーヴェンは、自分を癒すために、田舎の生活の思い出を描いた『交響曲第6番「田園」』を作曲し、気持ちを落ち着かせたと言われています。

それくらい作曲する側にも、聴衆側にも影響を与えてしまうものが音楽なのです。

私の大叔父は九九歳で亡くなりましたが、生きている頃、戦争の話を年に一度してくれました。

耳を塞《ふさ》ぎたくなるような内容もありましたが、そのとき、口癖のように話してくれたことがあります。それが「音楽に救われた」という言葉です。

周りに仲間がほぼいなくなった後、運よく生き残ってしまった自分への罪悪感や恐怖のフラッシュバック、仲間を思う気持ちなど、極限状態の感情を音楽を聴いて和らげ、なんとか自分を取り戻したというのです。

奥さんがピアノを弾いてくれて、そのメロディーが「生きなさい。あなたが生きていることは意味があるのです」と言ってくれているようだった、と話していました。

もちろん歌詞のある歌も大きな影響を与えますが、歌詞のない音楽は、メロディーの美しさや、明るさ暗さ、テンポの速さなどから、自分自身にかけてほしい言葉を心の中で生み出し、自らを癒してくれる効果があります。

このことからも、音楽を求めることは必然で、心を癒す最高のくすりであると言えるのです。

人は音により生かされ、生きるために音を必要としているのです。

音楽療法の効果

ここまで第1章ではいくつか事例をあげて音楽療法の効果をお話しました。そしてこの章では、人が音楽に惹かれる理由について書いてきました。ここからは、もっと具体的に音楽が我々にどのような効用をもたらすのか、音楽療法の理論的な知見から説明させていただきます。

少し専門的なお話になるので、音楽療法についてもっと深く知りたい方だけ読んでいただければと思います。そうでない方は第3章まで飛ばしていただいても構いません。

音楽療法は音楽を使って患者を癒すことであると思われている方が多いかと思いますが、それだけではありません。

そこで重要になるのが医療の基本的概念でもある、**「キュア」**と**「ケア」**。

「キュア」は、疾患を医学的な治療によって治すことであり、医療機関での治療行為にあたります。

「ケア」は、医療機関に限らず、苦しむ患者に対し精神面での支えを行うものです。

この「キュア」と「ケア」は医療にとってどちらも大切でありますが、音楽療法においても欠かせないものとなっています。

音楽療法における「キュア」は、直接身体に影響する薬や手術などの医療的な治療ではありません。しかし音楽療法の治療は、実際の医療現場でさまざまな病気に対して有用性が立証されています。精神の安定ばかりでなく、不安や痛みの軽減が確認されており、脳の活性化を促し活動性が高まることがわかっています。

治療的要素の「キュア」と、癒しの要素である「ケア」を融合し、両方の視点からアプローチできるのが音楽療法の優れた点です。

それではまず、いくつかの代表的な療法を説明させていただきます。

1　音楽運動療法――音楽と同調させて運動を行い、記憶させる療法

次章で詳しく解説しますが、音楽療法には能動的音楽療法と受動的音楽療法があり、能動的音楽療法の代表的なものとして音楽運動療法があります。

私の音楽療法では、始めに**音楽体操**という音楽に合わせながら手足を動かす体操を行なっています。

これは音楽に合わせて、声を出しながら手足を同時に動かす運動で、一つの動作だけではなく複数の動作を同調させることによって、動作と音楽を記憶させることができます。この刺激は脳を覚醒させ、神経ネットワークを組み換え、新たに編成するという効用があります。

私が実際行っているこの音楽体操については、次章で詳しく取り上げます。

2　神経学的音楽療法——パターン化された聴覚的「媒介刺激」としての音楽療法

同じ動作を促しても、音楽なしでは上手くできないけれど、音楽を媒介刺激として動作をスムーズにすることができる場合があります。

とくに**「リズムによる聴覚刺激法」**は、「中枢神経系の歩行障害に対し、外的なリズムによる運動合図を送ることで、歩行能力を促進する訓練」と定義されており、歩調や足を動かす速度などをリズムに合わせることで、歩行の速度の改善を図ることができるのです。

また、**「パターン化した感覚の強化法」**と呼ばれているのは、音楽の合図によって機能的運動パターンを導く訓練のことで、健側下肢《けんそくかし》（麻痺していない方の脚）や麻痺側下肢（麻痺している方の脚）の振り出しを強化することができます。

このような訓練を行うことで、神経学的音楽療法は脳卒中、脳梗塞、くも膜下出血などの麻痺に対し素早い改善効果が認められています。

そして従来からの歩行訓練と神経学的音楽療法を併用することでさらに、歩行機能の改善を早めることができると考えられています。

3 中枢神経を生理的指標とする療法

中枢神経とは脳と脊髄のことであり、全身から集まる情報を処理し、指令する神経の中心的働きをしています。また、生理的指標とは、ドキドキしたり汗をかいたりするような、感情に伴って生理的現象が生じるものを測定することを指します。

そこで、患者の中枢神経の活動を測定し、これを音楽療法に用いることで、心身に効果を与えることができます。

測定方法は脳波を測ります。脳からは脳波というものが出ており、状況に応じていくつかの種類に分かれます。

ベータ波（β波）……覚醒状態、集中や緊張といった日常の脳波
アルファ波（α波）……目を閉じていたり、リラックスした状態の脳波
シータ波（θ波）……初期の眠気や、浅い眠りのときの脳波
デルタ波（δ波）……深い眠りの脳波

このように脳波の出力レベルは状況に応じて変化しています。

この各状況下に合った音楽を中枢神経系に与えることで、脳は脳波の出力を増幅し、末梢神経を通して各部に指令を出します。それに伴って体温や血圧、内臓機能までも調整する機能を持っているのです。

これにより、楽しいときに楽しい曲を聴くと、より血液の巡りが良くなり、血圧が上がって興奮したり、逆に眠いときには落ち着いた音楽を聴くことで、リラックスして睡眠導入効果が現れたりするのです。

4　自律神経系を生理的指標とする療法

自律神経とは、自分の意志では動かすことのできない、呼吸、血液循環、消化などを無意識のうちに調整している神経を指します。

この自律神経が乱れると、全身の倦怠感や、頭痛、肩こり、不正脈、吐き気など、さまざまな症状があらわれます。一般には「不定愁訴《ふていしゅうそ》」と呼ばれ、「自律神経失調症」などの病名がつくことがあります。

これは、医学的に薬物療法での完治が難しいとされ、症状をおさえる対症療法が行われます。

この自律神経系に対しての療法は、音楽療法の第一人者であるドン・キャンベルの**「モーツァルト療法」**が有効であるとされています。

モーツァルトの音楽が与えるリラックス効果はとても大きく、実際、**モーツァルトの音楽を聴きながらリラックスすることで、血液の巡りが良くなったり、呼吸や心拍が整うなど、無意識に行われる自律神経系の調整を助けてくれる**効用が医学的にも立証されています。

自律神経の乱れはストレスによる原因がとても大きく、自分に合ったストレス対処法を見つけること（ストレスマネジメント）がとても大切になります。その対処法の一つとして、モーツァルト療法で精神を整えることは、自律神経の乱れを整えるのにとても有効なのです。

以上のように、全身に指令を送る中枢神経系や、自分の意志でコントロールできない自律神経系にアクションを起こせるという点で、音楽療法は医療的治療の補助として注目されているのです。

5　精神分析的音楽療法

精神分析と組み合わせた療法で主要なものは、１９７０年代にメリーランド精神医学研究所で発表された「ボニー式イマジェリー療法（ＧＩＭ）」です。これは音楽とイマジェリー（心像）を用いる心理療法で、音楽を使ったリラクゼーションとは異なり、療法士が音楽を通しクライエントと一緒に心をみつめ、クライエントの答えを見つけていくイメージ誘導法を用いた心理療法の一種です。

音楽によってクライアントの深層心理が解放され、身体の感覚が鋭敏になったり、ひらめきなど何か新たなイメージをつかむことがあったり、自己の理解を深めることができます。これは私が音楽心理療法として活用しているものになります。

これらが主要な療法になりますが、この他にも人間学的音楽療法、行動療法的、学習理論的音楽療法などがあり、これだけでも音楽療法には、さまざまなアプローチ方法があることがわかるでしょう。

音楽の持つ４つの機能

次に心理療法としての音楽の持つ４つの機能を整理していきたいと思います。

1 音楽の持つ心理的機能

音楽が人の心に働く機能としては、

① まず**他人とコミュニケーションをとる機会が音楽を通して作りやすくなる**ということです。とくに家で引きこもりの方、また施設で部屋に引きこもりがちな方は、音楽療法に参加することで外部へ出る機会を作り、人との接触を増やすことができます。

② **人は音楽を通して、過去の出来事や体験、感情を呼び起こす**ことがあります。これ

は、自分がどのような人物であるのかを思い出すことで、記憶を保持したり自己承認に繋がるという重要な機能を果たしています。

③　また、音楽には過去の記憶だけでなく、**イメージや連想を新たに思い起こさせる**効用があります。そのような刺激を脳に与えることは、認知症予防にもなりますし、好奇心や向上心を持たせポジティブにさせるという意味もあります。

④　これは多くの方が感じていらっしゃることかもしれませんが、音楽には**本能的な情動や意識的な感情や気分を解放する**力があります。「芸術は爆発だ」という言葉を聞いたことがあるかもしれませんが、音楽にはまさに内に溜まっている処理しきれない感情を爆発させる力があるのです。これによって落ち着きを取り戻したり、感情をコントロールできるようになることに繋がっていくのです。

⑤　そして最後に難しい話になりますが、音楽は常に普段気づかない自分の奥底へと目を向けさせてくれます。つまり**自己意識を確認する**のに役立つのです。

自己意識には公的自己意識と私的自己意識があると言われています。公的自己意識とは他者が観察できる容姿振舞などの自己の外面に向けられる意識で、私的自己意識とは、他者から観察できない感情・感覚・思考などの自己の内面に向けられる意識です。

この二つの意識に目が向けられ、自己認知が整理されることで、自分の意識と無意識、自我と超自我（幼少期にしつけや教育によって身につく倫理観や道徳感。これらも無意識の中にあるとされています）のなかに隠れていた本当の欲求や不満などに気づかされることがあるのです。

2　音楽の持つ集団的機能

音楽は一人で聴くのもいいですが、他人と共有したり音楽を通して集団活動を行うことで、他者とコミュニケーションをはかり生きている実感を得たり、自分と他者の相違や多様性への気づきを深めることにつながり、さらなる心の健康効果が期待できます。

具体的には、

①　**集団の中で、各々の趣味嗜好を感じて個性の違いを認識**したり、
②　**個人の自由と集団への従属のバランスをとる**機会にもなります。
③　また他人と音楽を共有したり共同で演奏したりすることは、自分の経験と他者の経験

がつながっているという、**経験の連続性**を与えてくれます。

④そして他者とのつながりを共通の地盤とすることで、新たに自分の人生に向き合っていくことができるのです。

3 音楽の持つ生理的機能

これは先に述べた音楽療法の効果と被る話になりますが、

①自律神経を刺激する。

②神経を興奮状態や、リラックスした状態にする。

③体力や活力を生み出す。

④身体の各部位をさまざまな周波数で共鳴させる。

⑤呼吸器系、消化器系の機能に影響を与える。などがあります。

内容が被っているため説明は省きます。

4　楽器を使用することによる治療的機能

4つ目は、楽器を演奏することの機能です。

前提として、楽器にも個性があります。人に合った楽器を選ぶことにより、より高い効果があらわれます。

① 当然ですが、楽器を演奏するためにはある程度練習が必要になります。その練習の過程で音程などの感覚的な発達を見込めますし、**音楽を表現することは自分の感情の状態を探ること**にもつながります。

② そして練習をすることは、なかなか思うようにいくものではありません。ときにはいくら練習しても上達しないと感じることもあるでしょう。その中で何が上達につながり、何がつながっていないのかを見極める能力が鍛えられていきます。これは楽器だけでなくありとあらゆる活動に応用でき、楽器の演奏によって鍛えられたマインドセットは必ず役に立ちます。

③ 音楽を聴くことでイメージや連想が思い起こされる機能についてはお話ししましたが、それは楽器の演奏でも同じです。むしろ演奏とは、そのイメージを音という形に変換す

る作業ですから、想像力や連想力がとても鍛えられるのです。

④ 最後に、楽器を演奏することもまた感情の爆発です。恐怖感、強迫観念、突き動かす衝動など、演奏する過程のなかで表現したいものがうちから湧き出てきます。そして自分が表現したものは何だったのか、後から分析することもあるでしょう。このような過程を通じて、**潜在意識レベルまで深く探索し、抑圧されていた感情に気づく**ことを促してくれます。

以上4つの機能を見てきました。これらの各機能は、私が行ってきた音楽療法の中でもとくに効果を発揮してきたものです。

音楽療法にはさまざまなアプローチ方法や効果があります。実施する場所、個人か集団か、何を目的とするかなどによっても療法のやり方は変わってきます。

セラピスト（療法士）によってクライエントに対するアプローチの方法は異なりますが、クライエントの状況を正確に把握し、向き合い、一番効果のあるアプローチ方法を選んでいかなければならないのです。それが、私たち音楽療法士が療法士たる所以です。

第3章

私の「音楽療法」アプローチ

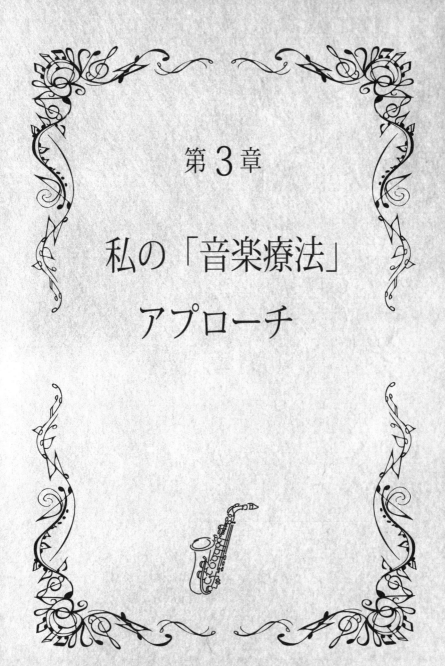

音楽療法を用いたカウンセリング

音楽療法にはさまざまなアプローチがあることをお話してきましたが、この章ではその中で実際に私が行っている療法をご紹介します。

音楽療法には、音楽を聴くことで効果を発揮する**「受動的音楽療法」**と、実際に歌ったり演奏を行い効果を発揮する**「能動的音楽療法」**があります。

「能動的音楽療法」は、大きな声を出す、楽器を鳴らす、リズムに合わせて体や指先、つま先を動かすなどを行い脳を活性化することで、自発性・活動性を高めることを目的とした療法です。

声を出しながら他の動作を行うなど、２つ以上のアクションを同時に行うことは認知症の進行予防にもなり、好きな曲を歌ったり聴くことにより、精神の安定やリラクゼーションとしての効果も高いのです。

これら両方から得られる音楽特有の効果を組み合わせることが、施設での療法に効果的です。

現在、私が行っている音楽療法は、施設に入所されている方々だけでなく、お子様から大人まで参加されている、個人またはグループでのカウンセリングでも使用しています。

近年増え続けている心の病気においても、音楽の活用はとても有効であると言われており、私もその効果を実感しています。

心身の障害があって意思の疎通が難しい方でも、音楽を通じて心が穏やかになり、コミュニケーションがスムーズに行えるようになった事例もあります。

また、けがや病気をされた人の不安感を除き、心の安定をもたらすときにも音楽は最適です。好きな音楽を聴くことで自律神経が安定し、ストレスの軽減とともに免疫細胞が活性化されることがわかっています。

このように好きな曲を聴くだけでも、みなさんの健康を回復させる助けになります。それが音楽の力なのです。私たちの普段の生活の中でも音楽を活用することで、心身に大きな効果が期待され、それはすべての人に有効であるといえるのです。

ここからは、私が独自で行っているいくつかの音楽療法を詳しくご紹介させていただきます。

YouTubeで実際の音楽体操の様子をご覧ください

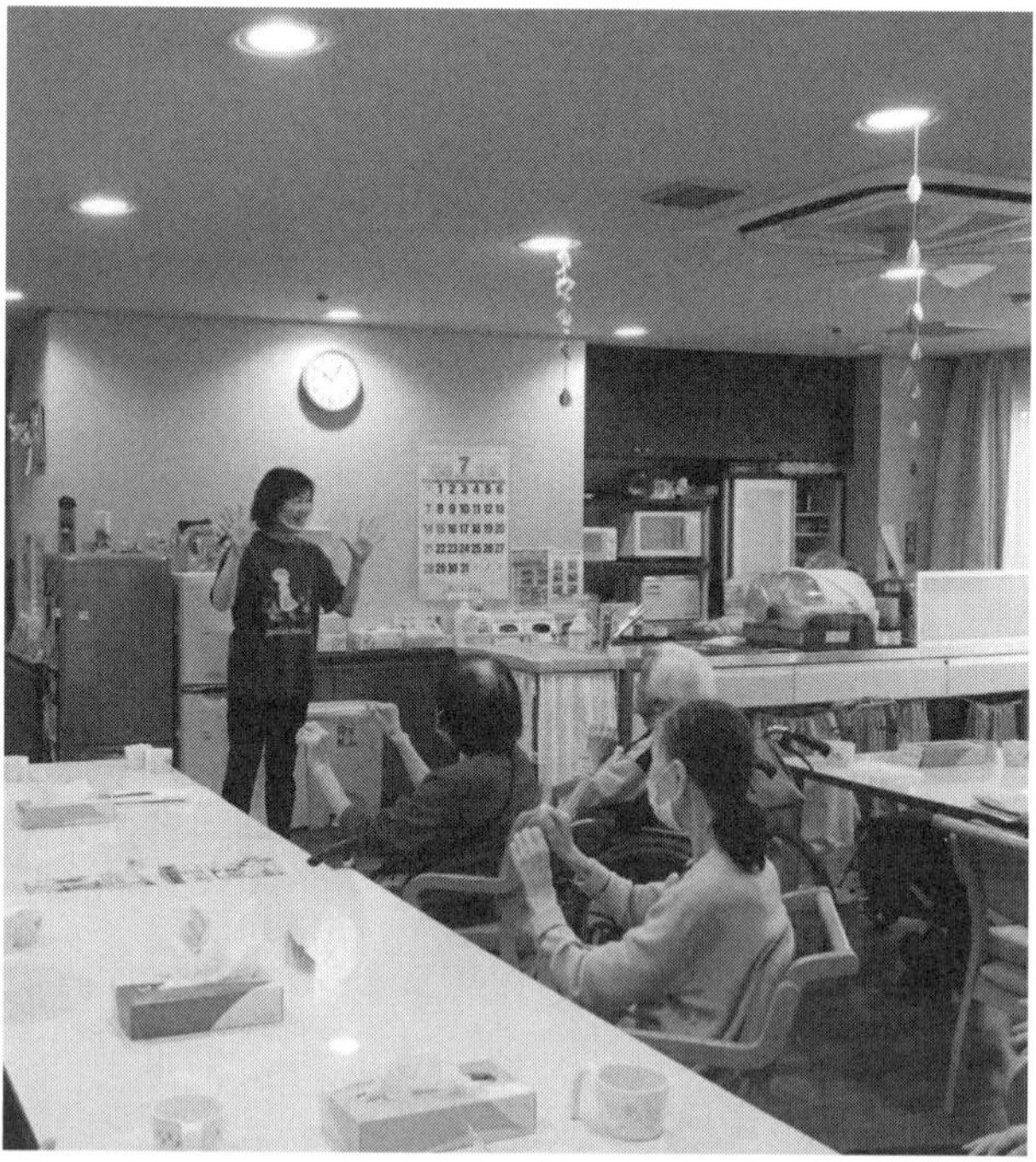

音楽療法を用いたグループ療法

音楽体操

第2章でも少し触れたのですが、まず私の音楽療法では、最初に**【音楽体操】**という、音楽に合わせて身体や指先を動かす療法を行っています。これは前述した「能動的音楽療法」の典型的な例でもあります。

まず最初に行うのは**【手の体操】**です。

これは音楽に合わせて、グー、パーと手のひらを握って開いてを繰り返すという単純なものになります。手のひらの開閉運動を何度か行った後に、手を上にあげ、手のひらを開いたままキラキラと素早く動かします。

クライエントには、まず音楽なしで行っていただき、次に音楽に合わせて行っていただきます。こうすると、音楽なしでは難しかった動作が、音楽に合わせて行うといかにスムーズになるかを実感していただけるのですが、その変化には皆様とても驚かれます。

この手の体操は準備運動です。グー、パーと握って開く運動を繰り返し行うことで、とくにご高齢の方が普段使わない手のひらの筋肉をしっかり動かしていきます。こうするだけでも、身体全体を温めることができるのです。


それと同時に、重要なポイントなのですが、この運動は必ず笑顔で行っていただいていきます。手をキラキラと動かすときに、「はい、笑顔〜♪」とリズムに合わせて私が掛け声をし、動作に入っていただきます。

ただ手を振るのと、笑顔で振るのとは全く効果が違います。笑顔を作ることで、脳にこれから楽しいことが始まるぞと、良い意味で錯覚させることができるのです。最初は作り笑いでも、しばらくやっていると体操自体が楽しくなり、いつの間にか本物の笑顔に変わっていきます。

そしてみんなが笑顔になれば、療法を受けている仲間や、音楽療法士やスタッフの方との間に一体感が生まれてきます。その場にいる一同と一緒に楽しい時間を共有しようという姿勢を作るためにも、笑顔で行う手の体操がとても大切なのです。

そして次に、脳に刺激を与える【**指の体操**】です。

手と指は「第二の脳」と言われるほど、身体の中で重要な部位であり、脳と深い関係があります。

手の指は、身体の他の部位より細かい動作ができるように、運動神経や感覚神経がとても細かく多く入っており、毛細血管の数も非常に多いです。そのため、**手指を動かすことはポンプの役割を果たし、脳への血流量が増える**のです。

脳への血流量が上がれば、脳の神経も活性化されます。こうして手指の運動は、日常の作業をスムーズにできるように鍛えるだけでなく、認知症予防などにも効果が期待できるのです。

私が療法中に行っている【指の体操】は、リズムに合わせて左右の同じ指を上げ下げするというものです。とくに薬指などは皆さん動かすのに苦労されますが、音楽と共に行うことで、ゲームのように楽しんでいただいています。

実際、経験的にもこの【指の体操】は有効であると実感しています。

例えば、今までスプーンやお箸など上手く使用することが難しかった方が、指の体操を続けて行っていったことで、指の筋力が鍛えられ、同時に脳も活性化され、食事の際の食べこぼしが少なくなった事例があります。その方は食事が上手くとれるようになったことで食事の時間が楽しめるようになり、健康もより回復しました。

ご存知の方も多いと思いますが、とくに高齢者の方の場合、食事が取れなくなった途端、老衰が加速してしまうことが多いです。ですから、食事を楽しめる状態になっておくことは非常に重要なのです。

また別の例では、握力が弱いために、洋服の脱着やボタンをかけるといった作業が苦手だった方が、この指の体操によって今までよりスムーズに行えるようになった事例もあります。

ピアノが認知症予防に良いとされるのも、このように指をたくさん動かして脳を活性化させるからなのです。

このように、身体を動かすことが困難な方にも取り入れやすい【指の体操】ですが、それ以外にも、指を動かす運動であれば、ジャンケンや折り紙、あやとりといった昔ながらの遊びも、脳の活性化には非常に有効です。

これらを応用したものとして、カリキュラムに、**【リズム手遊び】**というものも取り入れています。こちらも手や指や腕など上半身全体を活動させることができます。

具体的には次のような感じです。歌の歌詞に合わせて、体を動かしてもらいます。

♪むすんでひらいて

「むすんで　ひらいて　てをうって　むすんで　またひらいて　てをうって　そのてをうえに　むすんで　ひらいて　てをうって　むすんで」

歌詞の通り手を開いたり手をたたいたりします。はじめはゆっくり行い、徐々にテンポを上げることで、脳を刺激していきます。

♪水あそび

「みずをたくさんくんできて　みずでっぽうであそびましょ　いち、に、さん、ししゅっしゅっしゅっしゅっ」

身体の前で水をたくさん汲んでいる動作を行い、昔の水鉄砲を想像して手で表します。それから、手のひらを前に出して、1、2、3、4と順番に指が出せる人は出していきます。両手でできる方は両手、難しい方は片手で行います。最後に水鉄砲を生勢いよくシュシュと両手で実際に遊んでいるかのように水を押し出す動作を行います。

これらの手の動作は単体でも簡単にできそうに思いますが、高齢者や身体の不自由な方には簡単ではありません。

そこで音楽の力が役に立ちます。少し難しいと感じる動作も、音楽のリズムに合わせて一緒におこなうことで、動きのイメージが掴みやすくなり、スムーズになります。そして、できなかった動作が少しでもできるようになったという実感が成功体験となり、自信にもつながります。

こうして、【指の体操】や【リズム手遊び】は、身体、脳だけでなく心の健康にまでも一役買ってくれるのです。

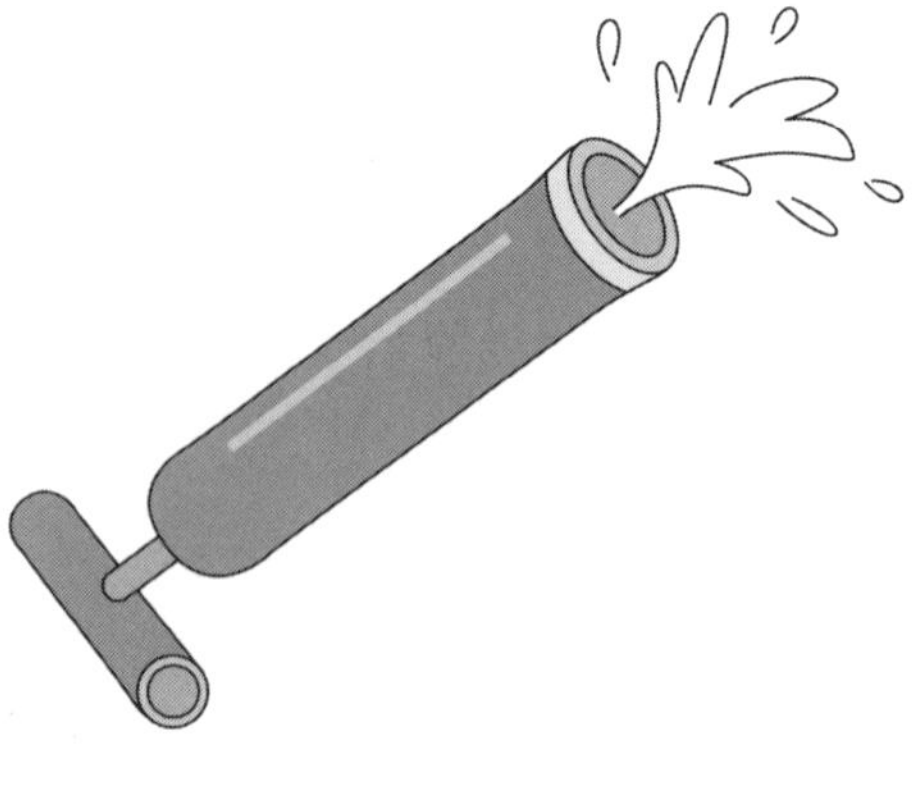

一連の体操を通して体を動かし、笑顔を作り、脳を刺激し、さらには自信もつけることができる。このように音楽体操は一石三鳥、四鳥の効果があるのです。

音楽体操は療法のセッション中にみんなと一緒に行った方が楽しいのは事実ですが、自宅で行っても身体や脳には同じように効果はあります。ぜひ毎日の生活の中に取り入れて、運動機能の改善や維持に役立てていただきたいです。

ご高齢の方以外でも【リズム手遊び】や【指の体操】は効果があります。とくに小さなお子様にとって、身体を使って何かを表現するという行為は大きな意味を持ちます。思い描いた通りに自由に体を動かすという能力は、運動神経、身体の柔軟性や体力向上はもちろんのこと、集中力、創造力や記憶力のアップといった精神面での発達にも寄与します。

親御さんと一緒に行えばスキンシップの機会にもつながりますし、お友達と一緒に行えば協調性も身につきます。このような効用から、現在幼児向けの音楽教室であるリトミック教室でもさかんに取り入れられています。

コンサート療法

【コンサート療法】とは、本物の音楽に触れることでクライエントの健康の維持、気持ちの向上、心身の機能回復、生活の質の向上、記憶回復などの効果を目的とした療法です。

私が行っているコンサート療法では、プロの声の力を借りて行っています。実際にプロとして演奏活動を行っている声楽家の方が、私の意向を理解してくださり一緒に療法を行って下さっています。

一般的な音楽療法では、歌の技術が重要かというとそうでもありません。なぜかというと、歌の上手さよりも、いかにクライエントにあった療法ができるかが重要だからです。楽器を使うことがベストな場合もあれば、歌を歌うことがベストな場合もありますし、音楽体操のように体を動かす方が良いときもあります。

本当は一人ずつその症状にあった療法を行うのがベストであるのですが、大きな施設で行う場合や、グループ治療を行う場合はなかなか難しいのが現状です。施設には認知症の方、身体が不自由な方、さまざまな症状の方がいらっしゃいます。個人療法と違い、一人一人の心に個別にアクションすることはなかなか難しいので、プロの音楽家の演奏で大勢の方の心に一斉に訴えかけていくのです。

施設に入所されている方の中には、純粋に音楽が好きな方がたくさんいます。しかし、実際コンサートに行くことが難しかったり、歌うことは大好きだけれど、普段大きな声を出すことができなかったりします。そのような方々が、音楽療法の中でプロの音楽家の声や演奏を聴くことで非日常感を味わうとともに、生活の中に彩を感じ、生きる楽しみを感じていただけるのです。

プロの音楽家の生の演奏は、やはり素晴らしく、クライエントの心に直接響きます。さらに、そこで一緒に歌っていただき楽しい時間を作ることで、気持ちの向上も図れます。自分も歌ってみたいと思う向上心も生まれますし、実際一緒に歌うことで脳が活性化され、その方が持つ可能性を見出すことができます。まさに、**コンサート療法は「受動的音**

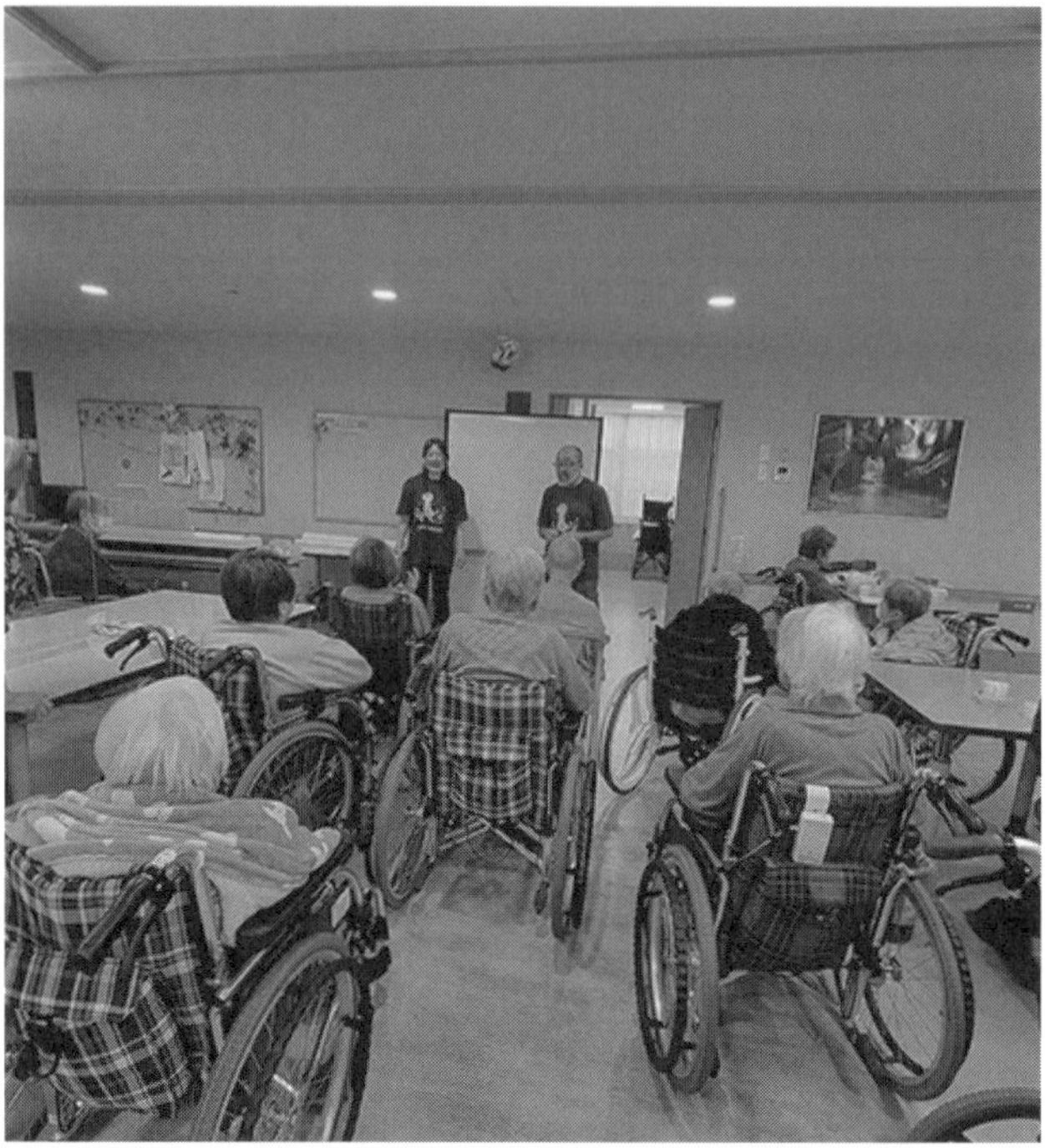

声楽家を招いてのコンサート療法

楽療法」と「能動的音楽療法」の融合であり、大きな効果を発揮してくれるのです。

実際にコンサート療法を受けた方からは「もう生で素敵な歌を聴くことはできないと思っていた」とのお声を数多くいただきます。

コンサート療法の醍醐味は、なんといっても生で接するプロの演奏家の歌声や演奏です。そのときに生まれる感動、懐かしさ、楽しさ、嬉しさなどの感情が無意識のうちにあふれ出てくるのを感じるでしょう。

この体験は心身の健康や記憶の保持・回復にもつながっていきます。そして日常の中にその感動が組み込まれることが、生きている実感につながり、次はいつかなぁと、未来の楽しみを考えることにもつながるのです。

コンサート療法はかなり効果が大きいですが、施設の事情や条件などに合わせた対応が必要となります。そして施設のスタッフの皆様のご協力も欠かすことができません。そんなスタッフの皆様にもお仕事の傍らですが、プロの方の演奏を身近に感じていただけることで、少しでも癒しに感じていただけたらと思っています。そこにはゲストの皆様とスタッフの方との一体感が生まれ、笑顔が広がっていきます。

最後に、お誕生日の方をお祝いするのですが、これも生まれてきたことに意味を持っていただくために行うセラピーの一環であります。

施設のクライエントの中には、ご家族から離れたり、今まで暮らしてきた環境から変わったことで、いくら施設の方が優しく接して下さっていても、「自分は大切にされない人間だ」と感じている方が多くいらっしゃいます。ですから、誰かにお祝いしてもらうこと、他の方をお祝いすることで、生きていることに意味を感じていただきたいのです。

実際に、涙をながしながら喜んでくださる方が多く、たくさんの方の前で紹介され、お祝いしてもらうことで、自分の存在を示すことにもつながります。

最後は、いつも皆様に「楽しかった！　次はいつなの？」「待ってるから早く来てね！」と声をかけていただき、次回を待ち望む声に送られながら施設を後にします。

大きな声を出し、感動と充実感を得た皆様のお顔は、イキイキとしてとても若返っています。


YouTubeで実際のコンサート療法の様子をご覧ください

歌うことは健康にも良い

せっかくですので、ここで歌を歌うことの効用について説明しておこうと思います。

歌を歌うことの健康上のメリットは2つ。ひとつは**誤嚥性肺炎《ごえんせいはいえん》を防ぐことができる**ということ。もうひとつは、**アンチエイジング効果**です。


まずは誤嚥性肺炎から説明します。

誤嚥性肺炎は、食事の際、食べ物や飲み物、唾液、逆流した胃液などが誤って気管の方に入ってしまうことで引き起こされる肺炎です。

人間の喉は食べ物や飲み物を胃に運ぶ食道と、空気を肺に送るための気管が途中で枝分かれしている構造をしています。本来であれば食べ物や飲み物を飲み込む際、反射的に気管の入り口が塞がれ、自動的に食道を通って胃に流れ込むようになっています。しかし、加齢などが原因で喉の筋肉が衰えてくると、この分別機能も衰え、間違えて気管に入ってしまうことがあるのです。このとき、一緒に入った細菌が肺の中まで到達し炎症を引き起こすと、誤嚥性肺炎と呼ばれます。

ご高齢の方でなくても、むせた経験は皆様あると思いますが、かなりきついものです。そのまま肺炎になってしまうリスクがあるとは、とても恐ろしいです。

誤嚥性肺炎を防ぐためには、喉の筋肉を鍛えておく必要があります。どこの筋肉も加齢によって衰えることは仕方がないのですが、鍛え直すことによって筋力をアップさせたり、維持させることは可能です。当然、喉の筋肉も鍛えることができます。

その一番簡単な方法が、歌を歌うことです。

やり方はいたって簡単。好きな歌をたくさん歌う！　それだけです。

私の父が最近、誤嚥《ごえん》をすることが多くなったため、知人の医師に相談しに行ったところ、「カラオケでいっぱい歌いなさい」と言われたそうです。

好きな曲を歌うだけで喉が鍛えられるなんて、お得ではありませんか？

そして、まだ歌を歌う利点があります。それが2つ目、アンチエイジング効果です。

歌手や声楽家さんのお顔を近くで拝見されたことはありますか？　皆さんはとっても

若々しく健康的で、肌つやも良いのです。

これには秘密があります。

声楽家の方などは、素敵な歌声を出すためにたくさん練習し、一般の方よりも顔の筋肉が発達しているのです。声にメリハリを出したり、明るい声、高い声などさまざまな歌声を出すために、声楽家の方はたくさん顔の筋肉を使っています。そのため、表情筋が鍛えられ、口角が自然と上がります。口角が上がると表情が明るく、元気で健康そうに見えるようになります。

また顔の筋肉は、肌にも関係しています。顔の筋肉が衰えると、顔にハリがなくなり小ジワが増えます。また、皮下脂肪などの重みを支えられなくなり、たるみの原因にもなります。

顔の筋肉を鍛えることで、これらの肌の老化を防ぎ、見た目を若返らせることも夢ではありません。

コンサート療法の話からそれてしまいましたが、プロの歌声を聴いたり、一緒に歌う機会がなかったとしても、ご自宅やカラオケなどで歌を歌う習慣を少し心がけてみてくださ

い。数ヶ月続ければ、きっと
心も身体も健康になっている
ことでしょう。

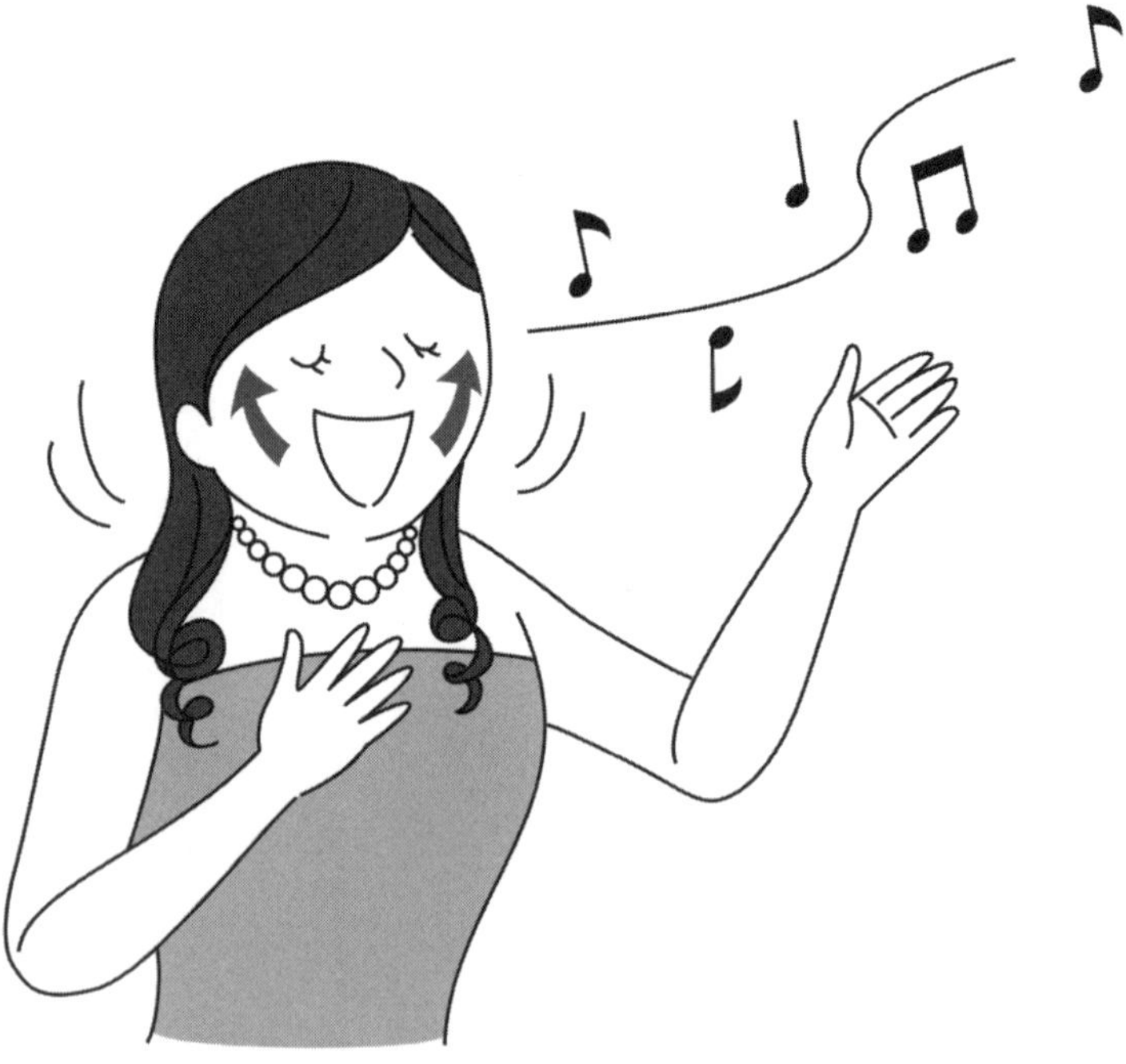

音楽心理療法

もうひとつ、私が行う音楽療法の中に**【音楽心理療法】**があります。
これは、主にカウンセリングの中で用いる技術で、前章で述べた精神分析的音楽療法を応用した独自の療法になります。

普通、人は悩みがあると、悩みを外に出して解決しようとします。誰かに話を聞いてもらうだけで80パーセントは解決したようなものだとも言われるくらい、悩みを外に出すことは解決につながるのです。

実際に悩みを抱えたとき、信頼できる人にすぐ相談できる人は、その期間が長くなっても解決に至るものです。しかし、だれにも相談できずに一人で悩んでしまう方は、最終的に行き詰まってしまい、それが長引くと精神を壊してしまう怖れがあります。ですから、悩みを誰かに聞いてもらうことはとても重要なことなのです。
このように一人で悩んでしまう方に向けて、私はカウンセリングと音楽療法を融合した、音楽心理療法を実践しています。

まずカウンセリングを受けていただく際、

【何に悩んでいるのか】
【自分はどうしたいのか】
【その為に何をするのか】

この3点が明確になるように進めていきます。
それではひとつずつ解説していきましょう。

【何に悩んでいるのか】

ここが明確になっている方は、直球で悩みを話して下さるので次のステップに行きやすいのですが、「なんとなく今の生活が辛い」「なんとなく今の生活を変えたい」「なんとなく学校に行けない」「なんとなく会社に行けない」「なんとなくやる気が出ない」というように、「なんとなく」と話される方が実はかなり多いのです。

この**「なんとなく」は危険のシグナル**です。

カウンセリングでは対応できない身体的な病気が隠されている場合もありますので、何に悩んでいるかを知ることはとても重要になります。

私の音楽療法では、まずはじめに好きな曲を教えていただき、その曲を流してリラックス状態を作り、こちらへの警戒心を解いていきます。そして選んでいただいた数曲の中から、悩みの理由や、思い描いている生活や人物、自分が本当にしたいこと、誰かへ伝えたいメッセージなどを一緒に見つけていきます。

このときに、**自分でもわからない本心が、選んだ曲の歌詞や曲調に隠れている場合が多**

いのですが、それをキャッチするのが私の役目です。

選ばれた歌詞から読み取るクライエントの心情と、メロディーから読み取る明るさや暗さ（音楽用語では長調や短調）などから、今、本人が伝えたい感情を探ります。

例えば、恋愛や夫婦間で悩んでいる方は、自分の気持ちを分かってほしいという承認欲求や、これから進んでいきたい道への期待、そして相手に伝えたいメッセージ、相手にかけて欲しい言葉などが如実に現れています。

人生に迷い、どう進むか迷っている方は、背中を押してくれる曲、失敗しても転んでも気にしないで前に進もうというような応援の言葉が入っている曲を自然と選びます。

苦しくて何もかも捨てて逃げたい、と思っている方は、応援される曲よりも、自分の気持ちに共感できるような曲や、未来への希望を表している曲を選ぶことが多いものです。

このように、人は自分の気持ちと重なり合う曲を無意識に選んでしまいます。

とくに悩みがない方でも、日常生活で嫌なことがあったり、うまく事が運ばないときなど、好きな音楽を聞きたくなることがあるはずです。これも音楽のもつエネルギーがあなたを応援し、励ましてくれることを無意識に理解しているからです。
悩みが明確になると、次のステップへ進みます。

【自分はどうしたいのか】

これは本当に難しい課題です。自分を見つめ直し、自分を知るところから始めなくてはなりません。自分の悩みはわかったけれど、どうしたいのかわからない、行動に移せない、という方は多くいらっしゃいます。

そこで、音楽療法を用いつつ、カウンセリングの中で、本人も明確に捉えられていなかった「自分は本当はどうしたいのか」を言語化する手助けをします。

欲求は人それぞれ違うため、一般的な話をすることは難しいです。ここからは説明より、実際に私が担当したクライエントの実例を見ていきましょう。

お子様が全員成人され、子育てを卒業し、定年を迎えたご主人と二人暮らしの50代後半の女性（以下Aさん）のケースです。

Aさん「私の人生は誰かのお世話をするだけで終わりそうです。子どもが全員家を出てから　何もやる気がしないです」

私「今までお疲れさまでした。お子さんが立派に成人され素晴らしいですね。その中でも大変なことや嬉しいことはたくさんあったでしょうね」

Aさん「はい。いろいろなことがありました。とくに子どもが小さい頃は体が弱かったこともあり本当に大変でした」

私「そうでしたか。お子さんの病気は自分のことより辛いですよね」

Aさん「そうなんです。子どもを抱えて病院に通い、夜中も背中をさすりながら、子どもも自分も泣きながら朝を迎えた日は数え切れません」

私「ご主人は協力してくれましたか？」

Aさん「あの人は仕事人間ですから」

私「そうですか、Aさんはお一人で育児をされていたのですね」

Aさん「私もパートはしていましたが、家事と子育ては私の仕事だと思っていましたから……」

Aさんの悩みは、とにかくやる気がしない。このまま誰かのお世話で終わるのだろうか、という不安があるとのことですが、自分がどうしたいのか、なぜやる気が出ないのか、理解できていませんでした。

ここで音楽心理療法を使用します。

私「先ほど選んでいただいた曲を一緒に聴いてみましょう」

Aさん「この曲を聴くと少し悲しくなるけれど、大好きな曲です。何回も聴いていると少し元気が出ます」

そう言って選んでいただいた曲は、竹内まりやさんの「家に帰ろう」でした。

この曲は長調（明るいメロディー）で、決して暗い曲ではありません。Aさんが少し悲しい気持ちになるけれど大好きだ、というのはどうしてでしょうか。その理由を会話の中で明らかにしていきます。

私「この曲を選んでいただいたのには、Aさんの本当の気持ちが隠れていると思うので一緒に見つけていきましょう」

Aさん「はい……」

私「この曲は恋愛の曲ですので、どなたかお好きな方がいたりしますか？」

Aさん「そんな方はいません」

私「そうですね、ではご主人とは会話やお出かけなどされますか？」

Aさん「必要最低限なことくらいで、子どもが家を出てからはあんまり会話もないですね」

私「Aさんが選んでくださった曲はとても明るく前向きな曲なのですが、好きな歌詞はありますか」

Aさん「全部好きなのでこれといったところはないです。昔よく聴いていて」

私「そうですか、思い出の曲は懐かしいですし、聴くと当時を思い出しますよね。Aさんは、ご主人とご結婚当時のようにとは言わなくとも、会話をし、気持ちを伝えてほしいのかなぁと感じますが、いかがですか？」

こう話すと、Aさんは下を向きながら、

Aさん「主人から、ありがとう、お疲れさまの感謝や労《ねぎら》いの言葉を一度もかけてもらったことがないんです。子育て中も、義母の介護をしていたときも……」

私「そうだったんですね。子育てに介護までされていたのに、それは悲しいですね」

Aさんの本心が出てきました。Aさんはご主人に感謝の気持ちを一言でも言ってもらいたかったのです。

長年の生活からパートナーが空気のような当たり前の存在になることはよくあることですが、頑張っている自分を一番近くのご主人に認めてほしかったのです。

私「Aさん、ご主人からありがとうの言葉が聞けたらどう感じますか？」

Aさん「そんなことは一生ないと思いますが、もし伝えてくれたら嬉しいです。逆に、このままだと一緒に住んでいる意味がわからないし、私は家政婦ではないですし、将来介護とか……絶対嫌です」

私「ご主人の本心は分かりませんが、一緒にいること、なんでもやってくれることが当たり前になっていたのではないでしょうか。また、お金を稼ぐことは本当に大変で、奥様に言えないご苦労はたくさんあったでしょう。日頃の疲れから身近な存在に感謝を述べることさえ頭に浮かばなかったのかもしれません。それがそのまま今に至っているのかもしれませんね。

奥様もそれと同様、ご主人には考えられないほどの大変さがありましたよね。パートに家事に子育てに、もちろん自分の時間なんてほとんどなかったでしょう。

だからこそ、子育て介護を終えてご主人と二人の生活が始まり、感謝の言葉もない人と一緒に生活していく事に無意味さを感じ、この先一緒にいられるか不安になられているのではないでしょうか」

Aさん「そうですね、私も子どもを育てることに必死でしたし、自分の気持ちはもちろん言いませんでした。今になって自分の人生は何だったのか、これからの夫婦で過ごす生活が不安でしかありません」

Aさんは、本心を話してくださいました。

もし今後、これ以上二人で過ごす未来を想像できないという場合は、夫婦関係の再構築ではなく、離れるという選択や、一緒に暮らしていても心は一人で生きていくという方向に考えます。しかしAさんの言葉の中に、ご主人に対する直接的な負の感情はあまりありませんでした。そこにあったのは、会話がないことに対する不満、家政婦のようなまま一生を終えるという不安、今までの頑張りをご主人に労って欲しい、認めてほしいという承認欲求といった、すべてご主人との間の〝関係性の問題〟だったため、私は夫婦仲の改善の提案をしました。

DVやモラハラ、浮気などのない場合、大体の方はAさんのように相手に向き合って暮らしていく選択をされることが多いのです。

【何に悩んでいるのか】同様、ここでも心の奥に秘めた欲求が、好きな音楽の中に隠れていることがあります。それは歌詞などに直接現れているとは限らないのですが、クライエントのコミュニケーションの中で、そのヒントを探っていくことができるのです。

【その為に何をするのか】

ここまでくると最後のステップです。このケースでは、夫婦間の再構築のために、

・自分がされたら嬉しいことをご主人に少しずつ実践していくこと

・ご自分の時間を最優先すること

この2つを提案しました。

Aさんは、朝昼晩の料理はもちろん、その他の家事も全部行っていたそうです。たまにお友達とお出かけするときも、全部お食事の準備をし、家事を終えてから出かけるとのことで、これからは、お食事はご主人に自分で用意していただき、洗濯も掃除もほどほどに、自分の楽しみを最優先していくことを心掛けていただきました。今までは自分のことを全部後回しにして、誰かのために行うのが最優先になっていましたが、主婦には定年がないので、この機会に少しでも自分を大切に優先することも大事ということをご自分で感じてもらうのです。

自分の時間を大切にすることはとても重要ですが、それができない方が非常に多いのが現状です。

子育て中の方、現役でお仕事されている方、介護されている方などはなかなか自由な時間を作ることが難しいですが、そういう方は仮に自由に過ごしてよい環境になったとしても、過去に支配されたまま同じ生活を抜け出せない方がたくさんいらっしゃいます。

そして一番難しいのが、感謝の気持ちを述べること。

ご主人や奥様から労いや感謝の言葉を聞きたいと思っている方の中でも、案外ご自分も言っていない方がとても多いのです。Aさん自身も実際に不満を多く言っており、感謝の気持ちは久しく口にしていないと仰っていました。

しかし、人に何かを求めるときには、自分が先に行動しなければ決して何も変わりません。ですのでそこは頑張って実践に移していただきました。

それから数回目のカウンセリングのときに、

「先生、主人から先日、ありがとうの言葉を聞くことができました。数十年ぶりにお友達と旅行に行き、3日間全部主人に任せたんです。もう、今までなら3日も家を空けることなんて考えられないし、自分も少し罪悪感がありましたが、思い切って行ってきたんです。そして帰宅したら、なんと私の大好きな塩大福が用意されていて。旅行はどうだったかとか、出来合いの食事は美味しくないとか。聞いてもいないことをペラペラ話し始めて、最後に、ぶっきらぼうではありましたが、いつもありがとう、と言ったので、目が飛び出るかと思いました」と笑顔で話して下さいました。

長年の生活から当たり前の存在になったAさんに甘え、なんでもしてもらうことが当然だったご主人は、Aさんの存在がどれほど大切であるかを実感したに違いありません。また、Aさんから素直に言葉を発することで、伝えることの大切さや嬉しさを感じてくれたのでしょう。

その後、ご主人との仲も良くなり、お料理が得意だったAさんはお料理教室を開くまでになりました。

最後のカウンセリングで、私が「ご主人、美味しいご飯を食べられなくなる不安もあったのでは？」と冗談で言うと、Aさんも「きっと、ずっとお弁当になるかもしれない不安ですかね」と笑っておられたので、安心してカウンセリング終了となりました。

少し長くなりましたが、「音楽心理療法」で本心を見つけその心と向き合うことで、ご自分がどうしたいか理解し行動する。それにより、新たなステージに進むことができることがたくさんあります。

そうして自分の選択に自信を持つことができれば、その結果がどのようなものであろうとも、正直に心に向き合い、後悔することなく、責任もって進んでいくことができるのです。

コラム

比較の悪魔

ここでは、ちょっと音楽の話とは変わり、日々日常に追われる私たちの心を見ていきましょう。

私がカウンセリングの現場や、自身の経験を通して感じることがあります。

なぜかそれがその人の悩みのたねになっているのですから、困ったものです。

それは、誰かと比べる心、**【比較の悪魔】**です。

「あのお家はいつも旅行に行ったり、優しそうなご主人がいてきっと悩みなんてないのでしょうね。それに比べてうちの旦那は収入も少ないし、家事も大してやらないし……。結婚に失敗したかも」

「うちの家内は料理も上手くないし、家事は手を抜くし、自分の周りの女性は外見も内面も良くなろうと努力しているのに、なぜ家内はしないのだろう」

「私の悩みなんて、他の人に比べたら全然大したことはない」

「あの人はいつも愚痴を言っている。自分に比べたら大したことない悩みなのに。努力が足りないだけ」

「うちの子どもは勉強もしないし、ゲームばかり。あのお家の子どもたちは勉強もスポーツもできるのに」

「あの人は実家が裕福で、働かなくても生きて行けるからうらやましい」

「あの人は介護もしないのに、遺産をたくさんもらって羨ましい」

「他の人より努力しているのに恋愛がなかなかうまくいきません」

私たちは挙げればきりがないほど【比較の悪魔】によって、無駄に心を疲れさせられているようです。


例えば、不登校で悩んで傷ついているお子さんに、親が自分の過去と【比較】して出る言葉があります。

「自分が子どもの頃は、無理やりでも、ひっぱたかれても連れていかれたし、棒で殴られることだってあった。今の時代は子どもに甘すぎる。我慢して育ったからこそ今社会に出て強く頑張れているのに」

このようなお話しをされる方は本当に多いのです。

昭和、平成、令和で比べると、先生の立場も、親の教育の仕方も、子どもたちの生活も、劇的に変化をしていますし、実際に甘いことも多くあるかもしれません。

しかし、携帯電話はあたりまえ、SNSも日常で、昭和や平成初期に比べると受け取る情報も大幅に増え、今の時代の方が情報に惑わされないようにするだとか、選択に気をつけなければならないことがたくさんあるのも事実です。

ですから、今の子どもたちは彼らにしかわからない生きづらさや苦しさもあるはずで、そんな彼らをを過去の自分と比較して怒っても意味がないのです。


他には、こんな言葉もよく聞きます。

「きちんと登校しなければ、のちのち進学に影響する。学歴がないと良い仕事に就けないし、良い生活ができない」

これもお子さんの将来を心配しているからこそ出てしまう発言ではあるのです

が、その裏には、親の子どもへの願望や期待があふれています。そしてこの発言は、実は周囲の目をとても気にされている証拠なのです。

つまり、今お子さんが傷つき悩んでいることにフォーカスしているのではなく、親が思う一般的な普通のお子さん、さらに優秀なお子さんとの【比較】からこのような発言になっているのです。

実際に、心が傷ついて登校できない子からしたら、恐怖と脅しにしか聞こえないでしょう。子どもがどうして苦しいのかよりも、いわゆる周りの「普通に登校する子供」と比較して、なんでうちの子はみんなと同じように登校できないのか、と思われていることがお子さんを余計に苦しめているのです。

しかし、登校できないのは現実である以上、何が苦しくて登校できないのか、その原因を探り、向き合わなければなりません。

親は自分の体験から「お母さんも苦しかったけど学校に通った」というようなアピールします。しかし、お子さんからしてみたら、親と比較され、登校できない自分は弱い人間であると思い込み、それに罪悪感を感じ、自己肯定感も下がり、余計に傷つく一方です。

親子であろうとも、親も子も、それぞれ違う人間であり、価値観や経験を一方的に押し付けてはいけません。


では、どうすれば良いのでしょうか。キーワードは【共感】です。

誰しも苦しいときこそ、共感により人に認められることで自分自身を肯定し、前を向くことができるようになります。

不登校のお子さんの例であげた親の**【比較】の言葉を【共感】に変える**と次のようになります。

「自分が子どもの頃は、無理やりでもひっぱたかれても連れて行かれたし、棒で殴られることもあった。辛かったが無理して登校して、とても悲しかったんだ。でも、その辛さがわかるから○○（お子様）の気持ちは痛いほどわかるよ。ゆっくりでいい、大丈夫だよ」

このように自分の経験を【比較】ではなく、【共感】というプラスの感情にしてくれたとしたら、どんなにホッとすることでしょう。家は安心できる場所となり、親は最大の理解者になります。そうなれば時間はかかっても良い方向に進んでいくでしょう。

また、これもよく聞く言葉の中に、

「社会ではわがままは認められない。食べていくためには仕事をしなければならない。甘えていたら生きていけない」というものがありますが、それはまさにその通りではあります。ですが、病気になって入院したら働けるでしょうか。その人に無理やりでも働けというのでしょうか。

「心が病んでいる」ことは、まぎれもなく病気なのです。

そして学校でも、会社でも、夫婦関係でも、いろいろな場面でかけられている言葉。

「我慢が足りない、頑張りが足りない」

いったい誰と比べて、「足りない」と言っているのでしょう。

生まれてきた境遇も、過ごしている環境も、すべて違う人たちが共存していく中で、人に我慢や頑張る事を押し付けても意味がないのです。

「自分は頑張っているのに、相手は頑張らない」

「自分は我慢しているのに、相手は我慢が足りない」

これは一方的な意見であり、言われた方はその人なりに精一杯頑張っているのかもしれません。その人なりに精一杯我慢しているのかもしれません。人の能力はすべて同じではないのです。

私が良くお話することがあるのですが、

「もしも清掃をしてくれる方がいなければ、世の中はゴミであふれかえり、快適に過ごすことができません。お医者さんがいなければ、病気は治りません。エンターテイナーがいなければ、楽しみも減ります。農家の人がいなければ、美味しいお米や野菜は食べられません」

十人十色《じゅうにんといろ》という言葉もあるように、人はそれぞれ身体も性格も違います。社会に出てからも、適材適所・役割があります。

会社の中で仕事が遅い人でも、ムードメーカーでその人がいるだけで穏やかな雰囲気になったり、遅くても完璧に作業する人もいれば、作業は雑でも、その場に合った対応ができる人もいます。

たまたまその場所では、能力があっていないだけで、違った環境では素晴らしい才能が発揮されるかもしれません。

お互い愛し合って結ばれた夫婦間でも同じです。自分は頑張っているから、相手も同じだけ頑張っていないといけない。だから強要する。これだと、お互いが持っている能力や育った環境が異なることで生まれる価値観の違いによって、求められた方は「一生懸命やっていても認めてもらえない」、求める方からしたら「相手が頑張っていない」ということになってしまう。これでは上手くいきません。

できることを一生懸命やっている、ということを認めてもらえることがとても重要です。仕事においても、家庭においても、子育てにおいても、自分の価値観を押し付けたり、ほかの人と比較するのではなく、その人が持っている良い部分を理解し、伸ばすことが大切なのです。

他人と比較してしまいがちな私たちの心の動きは、抑えようとしてもどうしようもないときもあるかもしれません。それでも、皆様に心に留めておいてほしいことがもう一つあります。

それは、**自分の物差しで人の悩みや苦しみ、幸せの度合いを決めない**、ということです。

例えば次の会話に出てくるような言葉をつい言ってしまっていないでしょうか。

私が仕事の打合せ前にレストランで食事をしていたときのことです。隣の席からこんな会話が聞こえてきました（話に熱中されていたので、声が大きめで一人の私には全部聞こえてきてしまいました）。

30代後半くらいの女性3人の会話です。

Aさん「私、離婚したいと思っているの、子どももまだ小さいし生活もできないから、無理だと思うけど」

その後、ご自分のつらい家庭事情を話しているAさん。

Bさん「私はあなたの何倍も大変なことがあって、もっとつらかったのよ。だから私のつらさに比べたらあたの悩みは幸せな悩みよ。」

Cさん「そうよ、そのくらいなら我慢すればなんとかなるわよ。シングルマザーになって生活する方が大変よ」

こんな会話でした。

Bさんとこさんはきっと、Aさんを励ましているつもりで言葉をかけたのでしょう。けれども、相談しているAさんはどう感じたでしょうか。本当に私の悩みなんて大したことない、もっと大変な思いをしている人はたくさんいるのだ、と考えてもらえるでしょうか。
もちろんこのようなアドバイスでも、私より大変な人はたくさんいるのだから頑張らなくちゃ！　と前向きになれる人がいるのも事実ですが、はたしてAさんがポジティブに心を向けられるだろうかと、ちょっと心配になってしまいました。

人は、それぞれ自分の体験や経験、学んだことで世界観を作り上げています。自分が知っている環境や経験の知識だけで、安易に他人を判断しては、相手の気持ちを踏みにじってしまうことになりかねません。

人はどうしても、自分の経験や知識を語りたくなるもので、時にそれが人を傷つけることが多くあるものです。
たとえば、悩み苦しんでいる人に、
「あなたの苦労なんて大したことない」とか、
逆に幸せだと喜んでいる人に、

「それくらいで幸せなんて思えるなんて、井の中の蛙だね」

といったような言葉を耳にしたことがありませんか。本当に失礼ですよね。

人それぞれみんな違うということ、誰もがみんな自分の世界を持っているということを、意識してほしいものです。


私はこれらのことを友人たちとの交流から学びました。

私の友人たちはサラリーマン、経営者、投資家、実業家、芸術家、教授、医師、講師、サービス業、専業主婦、独身の方もいれば、シングルマザーにシングルファザーなど、本当にさまざまな人生を歩み、さまざまな分野で活躍しています。

そのうちの一人にロサンジェルスに住んでいる友人がいるのですが、彼女は一生働かなくても生活できる環境と、毎年何億も入ってくる収入があるので、毎日好きなことをして暮らしています。

私が学校を卒業してからちょうど2年経った頃、この友人のお家に1ヶ月ほど滞在することになりました。当時二十四歳の私がロサンジェルスで経験したことはとても刺激的で、生涯忘れられないものとなりました。

ロスの自宅での連日の豪華パーティー、ランチは高級レストラン、そしてアメリカ人ならではの、たまにマクドナルドという日々。

親族が住むビバリーヒルズでは、テレビでしか見たことのない夢のような生活ぶり。お買い物に行けば、ＶＩＰルームで接待を受けながらスーパーで食品を買うかのように高額商品を購入します。滞在中は毎日がバケーションで、ラスベガスにサンフランシスコ、クラブに海にファッションショー。

彼女たちにとって、これが生まれたときからの日常なのですが、私にとっては桁違いの生活に唖然とするばかりでした。


２週間ほど経ち、次々と刺激を受け続けていた頃、友人のお母様と二人でランチをする機会がありました。まったく飾らず、とても素敵な方で、まだ若い私にもいろいろとお話ししてくださいました。

「欲しい物は大抵手に入るわ。でも、お金では買えないこと、解決できないこともあるのよ。誰にも問題はたくさんあるのよね。私は今の環境に感謝しているけれど、生まれ変わって普通に健康に暮らせるなら、今みたいな環境でなくてもいいと思っている。

結局、欲はどんどん増えるばかりで天井はないし、お金目当てで寄ってくる人もたくさんいる。好きな人たちと普通に笑顔で暮らせるだけで、本当はみんな満足なのよね。お金だって誰かの役に立つために使うのなら立派だけど、結局生活レベルを落とすことが難しくなって、同レベルで見栄の張り合いをすることになるのだから……」

そうしていろいろ話をするなかで、【比べることの無意味さ】を心の底から実感したのです。

そしてどこの世界でも、比較する人は比較し苦しみ、幸せを感じられる人は自身の幸せを見つけることができるのだと、この時に理解しました。

ある友人は、還暦を過ぎても元気に働いていますが「孫にお小遣いをあげるの」

といつも楽しそうですし、病気と戦いながら前向きに生きている方もいれば、50代後半で新しい夢に向かい起業しようとしている人もいます。80代でも、未来の日本を良くしようと頑張っている方もおられます。

日本人口1億2千万人、世界人口81億2千万人、これだけの人がいて、環境もすべて違うし、考え方も、金銭感覚もすべて違うのです。いったい誰と何を比較するのでしょうか。

ほんの数十年前、まだパソコンや携帯の普及が進んでいない時代、比べる対象は身内、友達、仕事仲間、ご近所さんなど、みんな身近な人ばかりだったはずです。

それはそれで、村社会の生きづらさなどはあったと思います。しかし現代では、SNSの普及によって、希薄な関係の知り合いばかりが膨大に増え、SNS上の人たちが比較対象になっています。比較範囲が数段と拡大しているのです。

だからこそ、ちょっとしたことで人と比較してしまい、落ち込んだり、自分を責めたりして、本当は満ち足りていて幸せなはずなのに、果てしなく終わりのない夢を見たりして、心の病気になってしまう方がたくさんいらっしゃるのです。
比べることは、人にとって必ずしも悪ではありません。自分の目標上にある人と比べるならよいのです。そして比べた後の捉え方によって、大いにプラスにすることもできるでしょう。

夢に向かって一生懸命頑張っている人を見て、自分の努力はまだまだ足りないから、もっと頑張ろう！　あの人みたいになりたいから、もっと勉強しよう！

こう考えることは、プラスな比較感情で、自然とエネルギーが湧いてきます。比較することによって前向きに進めることはむしろウェルカムなのです。

ただ、むやみやたらに比較するのは厳禁！　私は困っているときは基本的に比較しないことをおすすめしていますし、意味のないことだと思っています。

努力についても、他の人が頑張るから自分も頑張る、という比較の努力ではなく、自分が叶えたい目標があるから頑張れる分だけ頑張る。こういう考え方が結果につながるのだと思っています。

先ほど述べたように、日本1億2千万人、世界人口81億2千万人、これだけの人がいる分、環境も価値観も性格も金銭感覚も、同じ人がいるわけはありません。すべて違います。

自分にとって何が幸せなのか
自分にとって何が苦しいのか
自分は誰といたいのか
自分は何をしたいのか

この4つの質問を声を出して自分に問いかけてみてください。

自分の中に何か迷いが出てきたら、人と比べている自分を見つけたら、すぐにこの質問をしてみるのです。自分の本当に求めているものにフォーカスし、自分の本心を見つけることができるはずです。

そして他人との比較ではなく、見つかった自分の本心に正直になってください。

そうすることで、自分自身を理解し、認めてあげることができ、誰にもにも惑わされない、あなただけの本当の幸せに気がつくようになっていくのです。

あなたの大切な、大切な人生です。誰もあなたの人生に責任を持ってくれません。

ですから、あなたが自由に主人公を堂々と演じるべきなのです。

そしていつかは、誰にでも公平に死がやってきます。

その時に、「いろいろあったけど、幸せだったな」と、思いたいですよね。

誰かと比較するのではなく、あなたが思うあなたなりの幸せを感じることこそが、誰に何と言われようと本物の幸せなのです。

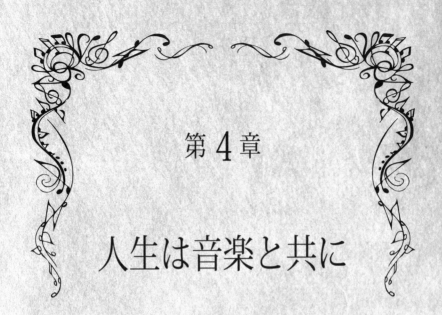

第4章

人生は音楽と共に

音楽と共に育つ

ここまで、音楽療法がいかに人の心と身体に効果的に作用する魅力ある療法であるかを解説してきました。

この章では、私自身の音楽とのかかわりや、カウンセラーとして音楽療法に携わり、多くの方々のセラピーをするようになった経緯をお話ししたいと思います。

私自身が今までの人生の中でどれだけ音楽に助けられてきたのか、音楽は「心と体を癒す最高のくすり」なのだと断言できるようになった出来事などについてです。

私も「音楽のくすり」によって、人生に立ちはだかった壁を何度も乗り越えてきました。

私は音楽好きの両親のもとに産まれました。

父母ともクラシックが大好きで、生まれたときから常に音楽に接していたといえます。四歳からピアノ、六歳からヴァイオリンを習い、日々の生活の中でも音楽が常に流れていました。

まだ幼い私は病弱だったために、幼稚園のころ一年間の入院生活をしいられました。そのときのことはよく覚えていないのですが、腎臓の病気だったらしく、母は家から遠い病院との往復を日課としなければなりませんでした。一年後に私が退院してからも根気強く通院したおかげで、やっと完治させることができたのでした。

後から聞いた話ですが、入院中も好きな音楽が流れると、幼い私は元気になり検査数値

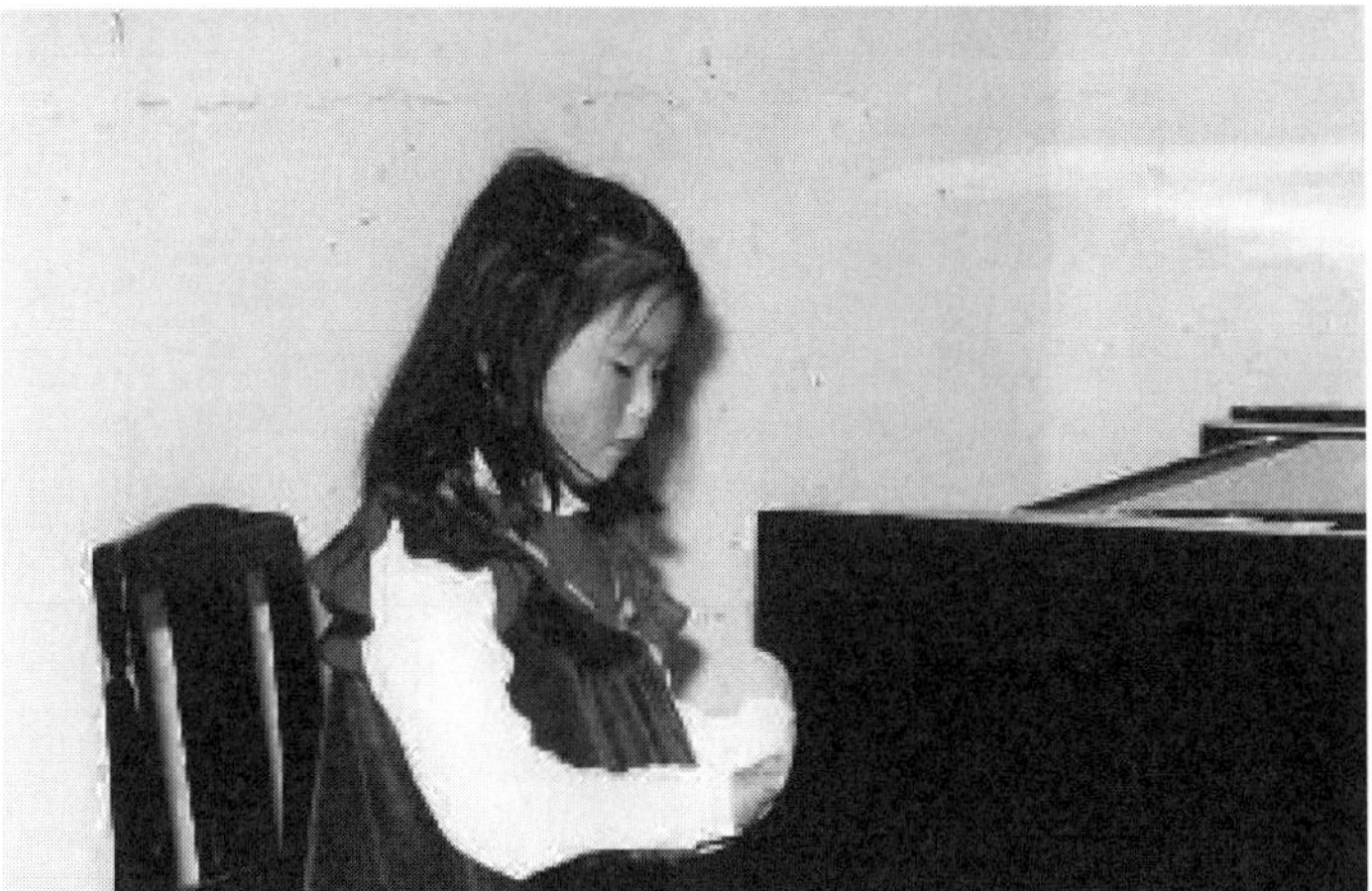

幼少期：ピアノを練習に励む

も良くなったそうです。このころから、寂しい気持ちや不安だった気持ちを音楽の力を借りて、パワーに変えていたような気がします。これが私にとって初めての「音楽のくすり」だったのでしょう。

病気が快復し、無事に小学校に入学すると、ピアノ練習も再開し、新しくヴァイオリンのレッスンにも通うようになりました。音楽漬けの楽しい毎日を送っていましたが、幸せな日々は続きませんでした。小学校のときに転校をしたのをきっかけに、いわゆるいじめに遭い、学校になじめなくなってしまったのです。

同級生からの無視はあたりまえ。上履きに牛乳が入っていたり、筆箱にトカゲが入っていたり……。

当時の教室では、私だけではなく他の子も順番にターゲットになっていたようで、実際、不登校になった同級生も数人いた記憶があります。

いじめの理由は人によって違いましたが、私はなぜだか「愛人の子」とレッテルを貼られ、どうやらそこから嫌がらせが始まったようです。

けれども一番つらかったのは、同級生からではなく、担任の先生からの嫌がらせでした。

当時、父はテレビに出ており、母は女優のように美人だったので、とにかく目立つことも原因だったのかもしれません（ちなみに私は母似ではありません）。

小学生くらいの時期は、今となっては「なんで？」と思うような理由でも、いじめの対象になります。

学校には心優しい友達もいたので無理して通っていましたが、本当に毎日学校に行きたくなくて仕方ありませんでした。

多くのいじめを受けた子と同様に、私もいじめのことは親には話しませんでしたし、友達も知らなかったかもしれません。

一般的に子どもたちがよく持っている感情として挙げられるものに、「親に心配かけたくない」「親に迷惑をかけたくない」「親に知られたくない」というものが多いです。

私も当時は、親に心配をかけたくない気持ち、知られたくない気持ちがあったような気がします。そして何事もなかったように過ごしていました。

のちに親と昔話をする機会があった時にこの話をすると、まったくわからなかったと言っていました。むしろ両親は、私が毎日楽しく過ごしていたように思っていたようです。

それを聞いて、健気《けなげ》に顔にも態度にも出さずにいた自分が愛おしくもなります。ときにはストーブに体温計を当て、学校を休んだ日もあったのですが……。

そんな嫌な時期に私を癒してくれたのは、やはり音楽でした。

好きな曲をピアノで弾くことが大好きで、そのときだけは心が無になり嫌なことを忘れられ、心が癒されていく感覚を幼いながらも感じられたものです。

その当時よく弾いていた曲は、中山美穂さんの『色・ホワイトブレンド』でした。歌詞の内容に惹かれたのではなく、とにかくメロディーがすーっと体に入ってくるように感じられ、お気に入りの曲でした。ピアノを弾きながら大きな声で歌って、苦しさや現実から逃避して安らぎを求めていたのだと思います。

クラシックでは、モーツァルトの『ホルン協奏曲第1番』が大好きでよく聴いていました。この曲も単純にメロディーが大好きで、不思議と心が落ちつく曲でした。

好きな曲を聴いたり、大きな声で歌うことでつらい感情を自然とコントロールしていたのですが、小学生の自分にはまだその意味がわかりません。とにかく音楽を聴いたり歌ったりピアノで好きな曲を弾くときだけは、心が穏やかになっていたことを今でもはっきり覚えています。

中学生になった頃には、周りの環境や出来事に疑問を抱くようになりました。両親に対しても、親戚や学校やお友達に対しても、世の中に対しても、「なぜ？」と思うことがたくさんありました。

どうして人はいがみ合ったり、文句を言ったり、負の感情を持つのだろう。世の中はどうして不公平なのだろう。どうすれば、穏やかに暮らせるか、そんなことばかり考えていたので、ちょっと変わっていた子どもだったのかもしれません。

この頃から、人の心理にとても興味を持つようになり、家には図書館のように大量の本があったので、疑問に感じたことを心理学、哲学などさまざまな本を読みながら、自分の考えと照らし合わせていました。

忌まわしい出来事を乗り越えて

高校に入ると音楽大学の受験に向けての生活が始まりますが、この頃、私のなかで人生を左右する大きな出来事がおきました。

高校一年生の夏、受験に向けてレッスンに通っていた権威ある先生から、最大の裏切りを受けてしまったのです。（ここで内容は書きませんが、裏切りというより犯罪にあたります。）

まだ高校生だった私は、ある日突然、身も心もどん底に突き落とされました。信頼していた先生からの裏切りという、この忌まわしい出来事が起きたという事実を受け入れることが難しく、日々悩み苦しむことになるのです。

何度も誰かに相談し、助けを求めようとしました。少しでもこの苦しみから逃れたい一心でした。けれども、誰かに相談するということが一番難しく、親や友達に話すことも、もちろん警察に相談するということもできず、ただただ、一人で悩み続けるしかありませんでした。

結局、その出来事について二十年以上、誰にも話すことはありませんでした。

今はもう時効ですし、自分の中で消化できたことなので語ることができるようになりました。けれども、フラッシュバックは今でも起こることがあります。

当時を思い返すと、その事件のせいで大好きだったピアノも嫌いになり、ピアノを見ることさえ嫌でした。親にはこの出来事は言えず、しかしなぜ練習しないのかも言えない、本当に健気にも薄皮一枚で、よく精神を保っていたものだと思います。

大好きなピアノが弾けない、音大にも行きたくない、どうして良いのかわからず、本当に苦しい日々を過ごしていました。

それでも、悩み続けるこの小さな私を救ってくれたのは、音楽だったのです。苦しくて仕方なかったときに、音楽は決して人を裏切ることはありませんでした。

ピアノには触れなくとも、自分の部屋で聴いた音楽が心を落ち着かせてくれ、「大丈夫、一人じゃない、これから素敵なことがいっぱい待っているよ!」と語りかけてくれました。そのひとときが極上の安心感を与えてくれたことを今でもはっきり覚えています。

そのときに聴いていた曲が「ピーターパン」より『きみも飛べるよ!』という曲です。ディズニー音楽が好きだったのでよく聴いていましたが、その中でもこの曲は、歌詞が素敵で、苦しい自分に、

「考えてみて、楽しいことを。考えてみて、幸せな日を。きっと飛べる。夢は本当になるから大空に向けて飛んでみよう! あなたは幸せになれる」

と言ってくれているようでした。

メロディも可愛く、その中に優しさが溢れる感じがして、

「私は悪くない。楽しいことがきっとある。こんなことで人生終わりにならない」

そんな風に思わせてくれた、私にとって今でも大切な曲です。

「自分の考え方や物事の捉え方次第でプラスにもマイナスにもなる。それならプラスに考えて生きていこう」

こう考えるようになったきっかけも、この出来事とこの曲からでした。

さらに、音楽は私の心の世界を広げます。

チャイコフスキーの『ヴァイオリン協奏曲』が大好きで、たくさんの演奏家の演奏を聴きました。とくに五嶋《ごとう》みどりさん、諏訪内晶子《すわないあきこ》さんの演奏が好きで、いったいどれくらい聴いたことかわかりません。この曲は今聴いても、どうしても涙があふれてきます。けっして悲しい涙ではありません。ただ、なんというか、心の奥底から何かが溢れ出てきて抑えられないのです。もともと好きな曲な上に、そこに大変な思い出や勇気を出して進んだこと、いろいろな思い出が乗せられているので、もうどうしようもないのです。

この曲を聴くときは、誰にも邪魔されず無になれる状態で聴いています。誰かとお会いする前や車の中で聴くことができない、私の大切な一曲です。

誰もが、きっと私のように心に秘めた一曲を持っていると思います。

それから、しばらく立ち直るまで時間はかかりましたが、音楽に支えられながら徐々に前を向けるようになり、ピアノの練習も再開することができました。

イギリスの音楽学校に留学することも考え、夏休みに視察に行ったりもして、私の世界は大きく広がりました。もちろん小さな悩みはいくつかありましたが、あのつらい出来事を乗り越えた自信がありましたし、楽しい思い出も作ることができました。さらに新たに恋愛もし、充実した日々を過ごしていたような気がしています。

進路については大いに悩みました。もともと興味のあった心理学を大学で学ぶか、音楽大学に行くか真剣に悩みましたが、結局、音楽にいざなわれて音大に入学しました。

入学後は、演奏はもちろん、音楽について専門的に教授から教わり、有意義な大学生活を送っていました。

一方、音楽以外の授業では子どもの頃の影響か、やはり哲学の授業が好きで、教壇の一番前の席で授業を受けていたのを今でも覚えています。

音大なのに好きな教科は哲学。面白い人だね、とお友達にも当時よく言われました。

一人暮らしを経験し、四年間の間には本当にたくさんの学びや出会いがあり、さまざまな経験をすることができました。

音楽ばかりではありません。アメリカ、イタリア、イギリス、ドイツ、オーストリア、フランス、韓国、ニュージーランドなど、世界各国を訪れる機会にも恵まれ、多様な異文化にも触れることができたのは、私に取って大きな収穫でした。

もちろん、トラブルもたくさんありましたが、さまざまな環境に身を置き貴重な経験を積むことができたことは、現在にも大きな影響を与えています。このような環境や機会を与えていただけたこと、両親や先生、周りの方々に心から感謝しています。

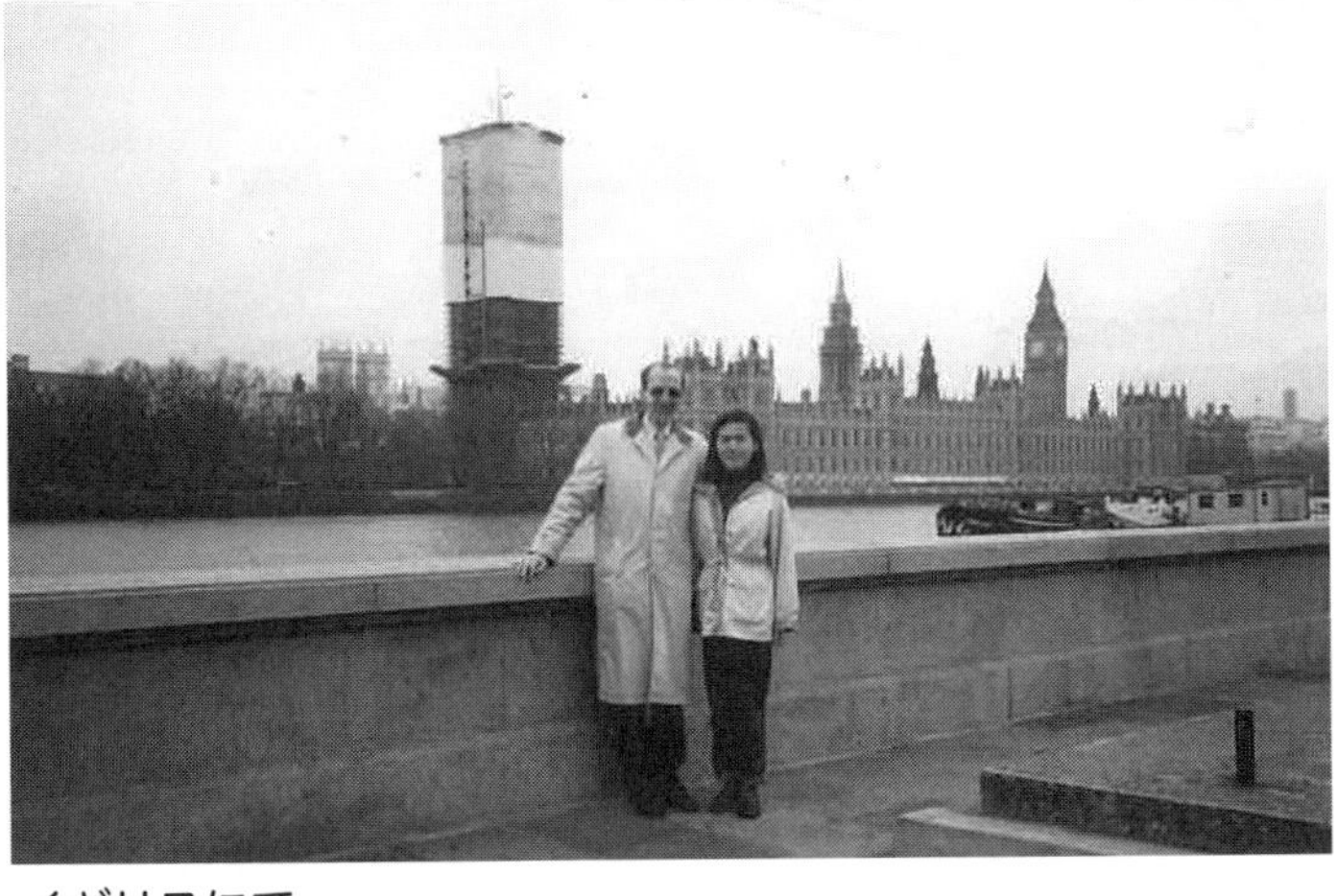

イギリスにて

音楽療法のカウンセラーとして

さて、卒業後は、演奏会、ホテルラウンジ、結婚式など、実にさまざまな場所で演奏をさせていただきながら音楽教室を主宰し、後進の育成に励んでいました。

けれども、豪華なラウンジで演奏していながらも頭のどこかで、どうしても心理学の興味が頭から離れず、本格的な勉強を初めました。

在学中、そして卒業してからも「音楽療法」をセミナーで学んではいましたが、進化しつつある最新の心理学を学び直しました。

音楽を勉強してきて音楽に助けられてきた私としては、心理学の芸術療法の一つである「音楽療法」をもっと勉強したいと思い、さらには独自の音楽療法を目指し研究しました。

それから数年後には、自分の考える音楽療法を実践させていただくために、特別養護老人ホームなどで独自の療法を行い、今では二十年が経ちました。

また個人的に音楽セラピーを行う必要性や大切さを感じ、カウンセラー資格を取って音楽心理カウンセリングも行うようになり、今に至ります。

普段の生活の中でも、二十年の間に公私ともにさまざまな経験をしました。

出会いもあれば、別れもありました。守るべき大切な人も見つけました。たくさんの幸せを経験し、同時にたくさんの壁も経験し、苦しい思いもたくさんしました。その結果、全身脱毛症、不整脈、前頭葉委縮、原因不明の頭痛など、その他にも心身をずいぶん痛めつけてしまったものです。

すべてがあの忌まわしい出来事のフラッ

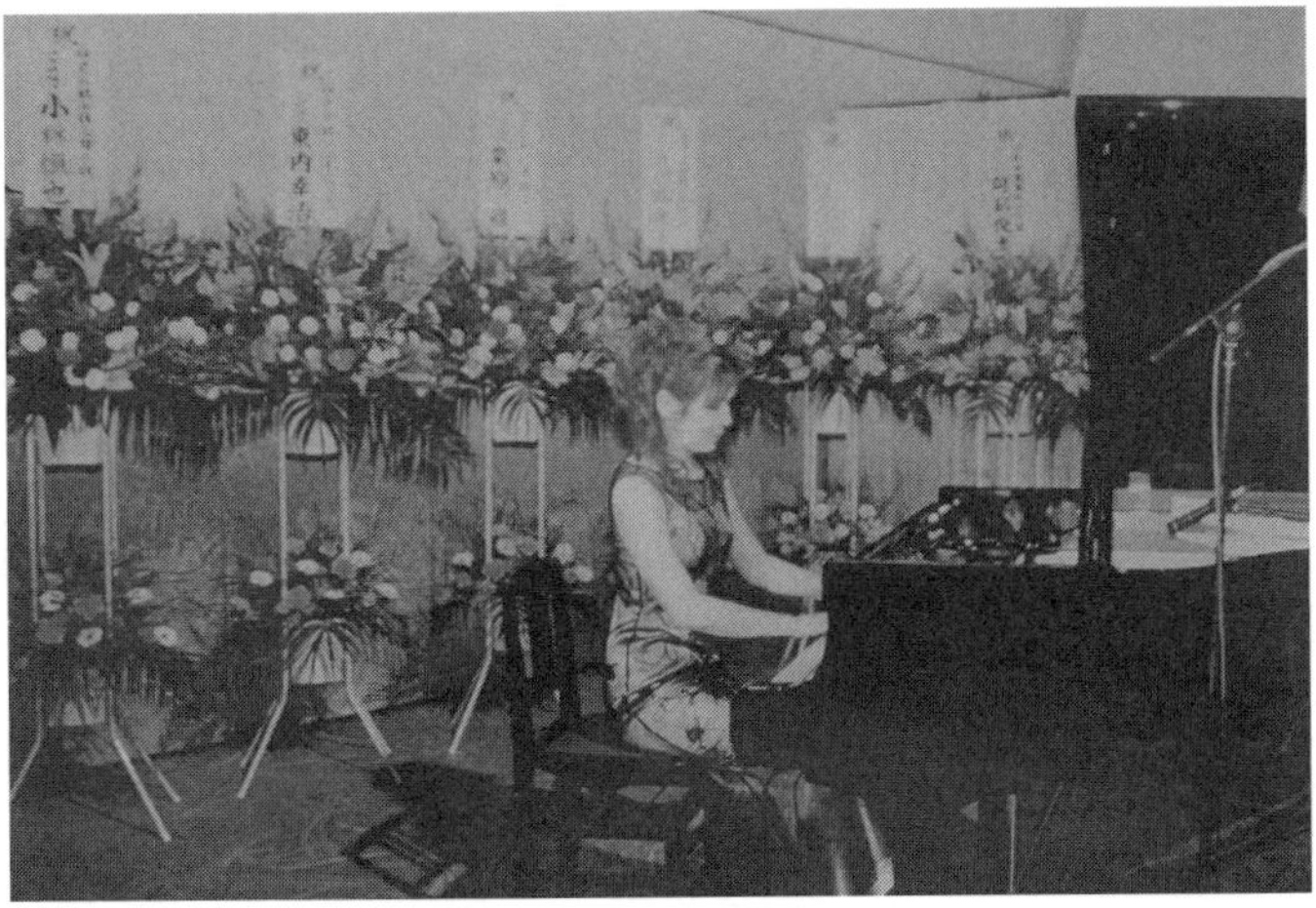

音大卒業後、演奏活動を行いながら、音楽療法について模索する

シュバックであるとはいえませんが、ときに恐怖で震え、夜中に車の中で叫んだことも何回もありますし、ストレスから自分でないかのような恐ろしい考えを持ったこともあります。ぎっくり腰で泣きながら子どものお世話をしたこともあれば、高熱にもかかわらず授乳を二時間おきにして、意識が吹っ飛んだこともあります。

もう挙げたらきりがないくらい、たくさんの出来事がありましたが（本が何冊も書けるくらい）そんな大変だった時も、やはり音楽がいつも寄り添い、私を癒してくれました。

当時も今も大好きなミーシャさんの曲が私の心を落ち着かせてくれました。声も、歌詞も、すべて大好きなんです。一つの曲に絞れないくらい、すべての曲が好きですが、とくに『アイノカタチ』。王道すぎますが、私にとって大好きで大切な曲です。他にもその都度、私の感情に寄り添い共感し慰めてくれた音楽はたくさんありました。

音楽は、本当に精神安定剤のように心を落ちつかせてくれます。

それは誰もが経験するところでしょう。アルファ波が人体に影響することは立証されています。けれども、ただ音楽を聞けば自律神経に作用して心身が落ち着くというわけではありません。

この「音楽のくすり」は、私たちが心から求めたときにだけ、絶大な効果を発揮してくれるのです。ですから、いくら心を落ち着かせたいからと言って、一般的に言われる落ち着く周波数の曲を聞いても心に響かないことがあるのです。

人の状況、感情を支えてくれる「音楽のくすり」は、あなたにとって今の気持ちに寄り添った曲でなければなりません。今のあなたの状況にあった音楽の選び方は、第5章、そして巻末にある心理テストで判断できます。ぜひページをめくってみてください。

音楽療法士としての私

長年の疲労が溜まったのか、体調を崩し病院で精密検査を受けました。

そこで私は、「前頭葉萎縮」と診断されました。

「これ以上ストレスを溜めないでください。いつ若年性健忘症の症状が出るかわかりません。様子をみましょう」

と医師に言われたときに何かがプチっと切れました。

カウンセラー、音楽療法士としてクライエントの気持ちに寄り添い対応することはできても、一人の人間としては自分の心に蓋をしながら過ごしていた結果だと思いました。

周りの人に対して何か不満があっても、「自分が我慢すれば……」という解決策しか考えなかったのかもしれません。ですから、私は誰にも本心は見せませんでした。私の気持ちを理解してもらえないと感じると、だんだん心に蓋をするようになってしまったのでした。

そうしているうちに、自分が存在する意味も、何が本当の自分なのかもわからなくなります。「決して我慢していたわけではない」と我慢していることさえ気づかなくなってしまいます。

常日頃、私はクライエントの皆様にはあれだけ「ご自分を大切にされて下さい」「ご自分の気持ちに素直になってみましょうね」とお話ししていたのに……。

人は、自分のことは案外ぞんざいに扱ってしまうものです。

私も同様、自分を差し置いて大切な人を守るために頑張れたこと、我慢できたことはいっぱいありました。でも、自分が壊れてしまったら、大切な人を守ることもできません。

ですから、医師の診断が下りてからは、自分のことも大切にしていこうと考えを改めました。

自分のことを大切にすることで、逆に自分を大切に思ってくれる人たちも見えてきます。そして、自分らしくいられる場所を見つけることも、自分で作っていくこともできるようになるのです。

自分の思うように生きられる方は少ないと思います。我慢や努力、悩むことも生きる上で必須だと思います。けれども、体を壊し、心を壊して限界が来るまでの我慢は決して良いことではありません。

それでも世の中には、生きるために我慢や努力をされている方はたくさんいらっしゃいます。そんな方々にとって、少しでも心が穏やかに生活できる方法や手段を手に入れることはとても大切です。

そして、本当に苦しくて限界が来たときは、何事においても一歩踏み出すことで、ステージが変わります。逃げても、休んでも、何かを始めても、なんでも良いのです。

その結果が決して思っていたものと違っても、決断した勇気と踏み出した事実があなたを大きくしてくれます。

自分で決めたことは、自分に責任があるからこそ、胸を張って生きることができます。

そして、**決断した結果は、時間をかけても正解になるようにすればよい**のです。正解は自分の心の中にしかありません。

一歩踏み出すことは、決して行動することだけではありません。考え方を変えることだけでも、十分一歩を踏み出したことになります。そうです。あなたの好きな曲を聴きながら、心に浮かぶイメージをもっと膨らませて、今までの考え方が変わるまで膨らませて、膨らませまくってみてください。

環境がどうしても変えられない方もたくさんいらっしゃるでしょう。でも、考え方を変えるだけでも、自分や周りに変化をもたらすのです。

今、何かに悩んでる方は、どうか考え方だけでも一歩踏み出してみてください。「心と体を癒す最高のくすり」を利用して、心と対話し、本来のあなた自身を引き出してください。その結果、幸せと言える自分になっていただきたいのです。

この章で、私の人生の大きな出来事を語らせていただいたのは、前述したようにさまざまな出来事を経験し、悩み苦しんだことを乗り越えられたのは、音楽のおかげであることを伝えたかったからです。そして音楽の力により、私が感情のコントロールができるようになったことを説明したかったのです。

良く言えば、非常に前向き、悪く言えば、自分で物事を都合よく考えることができる、という生き方ができるようになりました。

それはとりもなおさず、負の感情がいかに自分を蝕《むしば》むのか、そしてそれで悩む時間がいかに無駄かわかってしまったからなのです。

今私が笑顔でいる事がどれだけ大切で、ささやかな幸せがどれほど幸せなのか、自分らしくいられる相手や居場所があることがどれだけ有難いことかを知ることができて、未来が楽しみで仕方ない——そんな自分は幸せだな、と心から感じています。

このような感覚に導いてくれたのも、苦しい時に寄り添ってくれた「心と身体を癒す最高のくすり」のおかげなのです。

ですからみなさんにも、この最高のくすりを携帯していただきたいと願っています。

第5章

日常は音楽にあふれている

私たちの日常と音楽の効果

これまで「音楽療法」という文脈の中で音楽をとらえてご説明してきましたが、みなさんの暮らす日常の中にも音や音楽は溢れています。ちょっと気にかけるだけでもそれらが日々の生活の中で大切な役割をしていることに気づくはずです。

本章では音楽をいかに日常に取り入れ、または日常の中に発見し楽しむか、その方法をお話ししようと思います。

人は五感（視覚・聴覚・嗅覚、触覚、味覚）によって刺激を受け、情動が動き、それに対し反応したり表現したりします。何かを見たり聞いたり味わったりする際、それらの五感を総動員して受け取ることで、今まで気づかなかった新たな感動を得ることができるようになります。

この五感の中で、非常に重要でありながら、その重要さをあまり意識されていないのが、聴覚です。ここでは、音や音楽が何気ない日常で果たしている偉大な効果を、他の五感とともに味わっていただけるようになるお話をします。

お茶をいつもより数倍楽しむ音の効果

第2章で説明した通り、日常の効果音もそれが感情をコントロールすれば立派な音楽です。その効果を知ることで、何気ない瞬間も楽しめるようになります。

みなさんはお茶はお好きでしょうか。お好きな方はどのような楽しみ方をされているでしょうか。

お茶は、すでに何百年も前から千利休など先人たちが五感の刺激を利用して楽しんでいたようで、それらの所作を体系化して茶道という文化が生まれています。茶道は非常に研ぎ澄まされた五感総動員の文化なのです。その中でもやはり聴覚は素晴らしい役割を果たしています。

私は学生時代に茶道部に入っていたため、毎週茶道の作法を学んでいました。茶道は作法やマナーが複雑で、はじめはお茶の味を楽しめるようになるまで大変でした。しかし慣れてくると、これらの作法やマナーはお茶を楽しむための過程なのだと理解できるようになりました。そのときは茶道がいかに日本の素晴らしい伝統文化であるか、しみじみと感じたものです。

では五感を用いてお茶を数倍楽しむ方法をお教えしましょう。

まずは視覚から。茶室の雰囲気を観察し、お菓子をのせるお皿やお抹茶のお茶碗の形や絵柄を見て楽しみます。お点前《てまえ》（お茶をたてること）をする亭主の滑らかな動き、介添《かいぞ》えの半東《はんとう》の優雅な動きを見たることも重要です。見るだけでも、美味しそうなお茶の味の想像が掻き立てられます。

そして重要なのが聴覚。茶室は非常に静かであり、音楽はもちろんなく、会話もほぼありません。外の雑音もほとんど入ってこず、落ち着いた静かな空間です。聞こえてくるのは、お茶室で亭主や半東の動く音。お茶をたてる際に使用する道具の音。そしてほんの少しの会話。この少ない音こそが、五感を研ぎ澄まさせ、味や香りなどさまざまな想像を掻き立ててくれます。

お茶に使用するお湯は茶釜で水から沸かします。水を注ぐときの、谷川のきれいな水を想像させるような「チョロチョロ」という音は耳を和ませます。お湯はお茶をいただく人の前で沸かされていくので、お湯の沸くまでの時間、その音を茶室にいる全員で共有します。

茶釜で水が沸騰していくときは「プクプクプク」といった、また別の音を聴くことができます。そしてこれからお茶碗に注がれるお湯とお茶の粉が混ざり、美味しい抹茶が完成し運ばれてくる瞬間の期待感へとつながっていきます。

このように、イメージを膨らませるという点において聴覚は五感の中でも大きな役割をになっています。さらに味覚や視覚などと結びつけることでそのイメージは何倍にも膨らみます。

スーパーは五感を刺激するワンダーランド

週に何度か、スーパーマーケットにお買い物をされると思います。

頭の中で店の配置を思い浮かべてみましょう。入ってすぐに色鮮やかな果物が並んでいます。そして、野菜、お魚、お肉、加工品、お惣菜、真ん中の陳列棚にはお菓子や調味料など。一見ランダムに並んでいるように見えるこの配列も、お客様の五感を刺激して購買意欲を高めるよう、データに基づいた戦略が隠されています。

まずは、カラフルな色の果物があなたの視覚を刺激するでしょう。色彩豊かな果物を見ることで、これから何を買おうかな？　といった買い物に対する期待と買いたいという衝動を起こさせるのです。

次に嗅覚。ほのかな甘い香りは、食べたときの甘く美味しかった記憶を引き出します。食欲が湧き、だんだん食べているときのイメージが脳内で形作られ、ワクワクしてきませんか。そのワクワクにさらに一役買っているのが、またもや聴覚です。

スーパーに流れる明るいアップテンポな音楽は、高揚感を増し、購買意欲が湧いてくるように作られています。明るく楽しい音楽を聴くことで、商品を購入した際の嬉しさを想像させてくれます。

あるスーパーでは、F1で有名な曲『TRUTH　T-SQUARE』という曲が流れていましたが、この曲はテンポ良くスピード感がある曲です。速さを感じさせることで、そのペースに自分を合わせてしまうのです。煽られているわけではないのですが、なんとなく何か購入しなければいけない、という気持ちを起こさせる誘導型のテンポと速さの曲なのです。

またお肉のコーナおでは、ジューッという、ステーキを焼く音を流しているところがあります。これはまさに、お肉を買って焼いているところをお客さんに想像させる、とても賢い方法だと思います。

実際にみなさんが行かれているスーパーマーケットでもおなじみの曲や効果音がかかっていると思います。もし、何の音楽もかかっていない無音の店内でしたらどうでしょう？「あれ、閉店かしら」と思って、帰ってしまうかもしれません。次に買い物に行ったときは、ぜひ耳を澄まして見てください。何かしら気づきがあるかもしれません。

このように買い物という日常を思い返してみるだけでも、聴覚が私たちの意思決定にも大きく影響を与えていることがわかっていただけると思います。

登場曲の高揚感

これは非常にわかりやすい例だと思いますが、野球選手がバッターボックスに入るときに流れる音楽がありますよね。いわゆる登場曲というものです。例としてプロ野球を挙げましたが、他のスポーツや芸能でも登場曲が使われることがあります。

これもお察しの通り、聴覚を上手く使った効果がしっかり出ているのです。

選手は好きな曲を登場曲に選ぶことができます。ですからこの登場曲は選手にとって、自身の応援ソングのようなものです。曲が流れるや否や、さぁ行くぞ！　と選手に気合いが入ります。そしてファンにとっては、この曲を聴いただけで興奮し、選手を応援する気持ちにスイッチを入れてくれます。

たとえ姿が見えなくても、登場曲が流れただけで、どの選手が登場するかわかり興奮できますよね。これも聴覚の効果を感じている証拠です。音は記憶に結びつきやすいのです。登場曲は、選手はやる気が出るし、ファンは熱狂的に応援したくなる、というウィンウィンな効果があるのです。

レストランの雰囲気は音が決める

先日、子どもたちと中華料理を食べに行ったときの話です。その日は個室に案内していただきました。部屋に着き、料理を待っていると、何か違和感がありました。しばらくして、その部屋が無音であることに気づきました。なぜ無音なのかはわかりませんが、とにかくシーンとしているのです。聞こえてくるのは自分たちの会話とスタッフの方との会話、食器の使われる音やターンテーブルが回る音のみ。

料理は前菜から私も娘も好みの味で、楽しい時間を過ごしていたのですが、何かが物足りない。

そうです、聴覚の刺激が他の五感に比べて足りないのです。それ以外の視覚、嗅覚、触覚、味覚は大満足していたのですが……。

しかし気づくと途中から、中国の伝統楽器、琵琶や二胡《にこ》などで演奏されている素敵な音楽が、うっすらと心地よい音量で流れてきました。すると店内はたちまち、本場の中国の料亭にきたかのような雰囲気に様変わり。

私は心の中で「これでこそ五感総動員」と呟き満足感に浸っていました。するとまもなく娘の口から、「これこそ五感で満足だね」という言葉が出てきたときはとても驚きました。

普段から五感の話や、音楽が人にとってさまざま影響をもたらすことを身近に感じている娘は、すでに音の楽しみ方を理解していたのでした。

その後は「音の重要さと楽しみ方をわかっているわね」と話しながら、五感フル活用して食事を楽しみました。

もちろん「無音」もときには素晴らしい効果を与えてくれるものです。

高級レストランで無音が多い理由としては、高級な雰囲気を損なわないようにするため、そして料理の味に集中してもらうためです。

無音の環境は私たちを日頃さらされている雑音から解放してくれます。おかげで私たちはシェフが丹精込めて作った料理一皿、一皿に向き合い味わうことができるのです。

また、無音の環境では一緒に食事をしている人との会話に集中できます。「お客様の会話がお店のＢＧＭ」と言っているお店もあるくらいです。

日常にあふれる音楽

さて、私の体験をお話しするまでもなく、明らかに音楽は日常に溢れています。

外出すれば、どこでも音楽に出会えます。どこのお店に行っても、そのお店の雰囲気にあった音楽が流れています。バスに乗っても、電車に乗っても、駅のホームでも、アナウンスの前後にちょっとした音楽がアクセントとして流れてきます。

信号待ちをしていると、リズムを刻む音楽、青信号に変われば、『通りゃんせ』のメロディーが聞こえてきたりします。

病院や歯医者さんでも、静かな音楽が流れていることに気づくでしょう。

あらゆるイベントやアミューズメントの場所では、音楽はなくてはならない配役です。

家の中でも音楽によってお知らせサインを発するものがあります。玄関のチャイムが音楽だったり、冷蔵庫や電子レンジからも音楽が流れます。お風呂が沸けば音楽とアナウンスで知らせてくれます。

このように、私たちは音楽やリズムある音の世界で生かされているのです。つまり、聴覚からの刺激が私たちをエスコートしてくれているのです。

私たちは無意識に音楽に反応して、生活を送っているということをあらためて考えてみた場合、いかに聴覚の刺激が大切なのかがわかります。

あるテレビのコマーシャルソングを何度も聞いているうちに口ずさむ子どものように、圧倒的な伝染力を持っているとは言えないでしょうか。

このような「音楽の力」を、もっと私たちの幸せな人生のために有効に活用できないものか。私が音楽療法を始めたとき、そう考えました。

「音楽療法」は五感のサプリメント

人は五感の刺激をどのようにとらえるかで、楽しむこともでき、悲しむこともできます。つまり、五感からの情報の解釈によって心のありようが変わるということです。

私のカウンセリングもまた、できる限り五感を研ぎ澄ませて、クライエントから発する信号キャッチすることから始まります。

ご相談内容のお話以上に、視覚でとらえたご相談者さんの服装や動作、その表情の変化、聴覚で聞き取った話の速度や声の質、ときにはクライエントのつけている香水の香りなど嗅覚も働かせます。

そして、このご相談者さんにできる限り共感して、同じ五感の刺激の解釈を理解しようと努めます。そこから、徐々に、もっとさまざまな解釈があることを暗示して、それをクライエントがつかみ取ることを心掛けています。

誰にもその人の世界観があります。この世界の解釈の仕方があるということです。でも、今までやってきたその解釈の仕方で悩み苦しんでいるのであれば、別の選択肢を選ぶこともできます。

「音楽療法」というのは、「音楽」という刺激によって、過去の記憶をよみがえらせたり、新たなイメージを作り上げたり、今まで思いつかなかった気づきを得たりすることができるのです。それをもっと自然に行うためには、音楽という聴覚の刺激はもちろん、その場の雰囲気という刺激も必要ですし、なによりクライエントと安心できるコミュニケーションを築き上げ、共感のもとに行うことが必要だと感じています。

それが私の「音楽療法」によるカウンセリング法なのです。

意識が求める音楽

前章でちらっと、音楽はなんでも良いわけではなく、あなたの現状や今の感情にあった曲を聴きましょうと書きました。

では一体世の中にはどんな音楽があり、いつ何を聴くのが良いのでしょうか。それを本章で見ていきましょう。

音楽にはさまざまなジャンルがあります。クラシック、ジャズ、ボサノバ、ゴスペル、ロック、ヒップホップ、歌謡曲、演歌、Ｊポップに、Ｋポップ。そのどれもが私たちにとって必要不可欠なものです。

ジャンルは主に時代や国、民俗、リズムやテンポなどによって分かれていますが、どのジャンルを好きになるかはあなたの自由です。

しかし、自分の好きなジャンル以外を認めないで批判する人がいまだに存在します。クラシック好きな人でジャズを認めないとか、洋楽が好きな人で演歌を認めないとか、そんなことを平気で主張する人たちです。

こんなばかげた話はありません。もっと音楽は自由に楽しむものです。

音楽の好みには、「意識」が大きく関係しています。

みなさんもご存じのように、私たちの意識には、普段何かを思ったり考えたりするときに使っている「顕在意識」と、無意識に行動するときに使っている「潜在意識」という二つの意識があると言われます。

直感的に「この曲、好きだな」と感じるときは、あなたの心の奥底の「潜在意識」が好んでいるのです。

例えば私の場合、幼い頃からクラシック畑で育っているので、好きな曲は当然クラシックのはずなのですが、実はジャズもハワイアンミュージックも好きですし、Ｊポップもよく聴きます。もちろんクラシックは大好きですが、潜在意識では他の音楽を求めているときもあるのです。そしてそのような潜在意識の求める音楽は感情に大きな刺激を与えてくれます。

「常に演歌が流れている環境で育ったけれど、クラシックが大好きなんです」

「クラシック畑で育ったが、ロックを聴くと精神が安定するんだよね」

この場合も、その人の潜在意識が大きくかかわっているのです。

さて、もう一つの顕在意識は、理性や知識、判断力、思考などからくるもので、例えば

「演歌が好きな親に育てられたから自分も演歌が好きなはず」

「クラシック畑で育ったから、クラシックが好きでなければいけない」

「ハワイに生まれ育ったから、ハワイアンミュージックが好き」

このように**生まれた環境や育った環境に影響を受け、それが自分の好みであると「顕在意識」が判断することがある**のです。

また、その生まれ育った環境に対する不満や、別の生活への憧れから音楽の好みが生まれる場合もあります。

たとえば家庭が荒れている場合、暴力的な言葉を含む音楽を好み、音楽で怒りの共感を求めたりする傾向があります。もしくは好きな人が好む音楽をたくさん聴いているうち

に、自分も好きであるかのように感じた経験をされた方は多いのではないでしょうか。

このように、潜在意識が好きな曲を探してしまう場合や、顕在意識が生活環境などの傾向によって好きになる音楽もあるので、人によって好みが違うことは当然なのです。すべてのジャンルが必要とされ、他ジャンルを否定することは無意味であることがわかります。また、あなたが好きなジャンルを強要しても、相手の潜在意識に受け入れられない場合もあるので、強要することもよくありません。

日常に音楽は溢れています。何を聞きたいか迷った時には、今までお話ししたように、それが潜在意識であっても顕在意識であっても、自分の心が求める曲を聴くことが一番なのです。

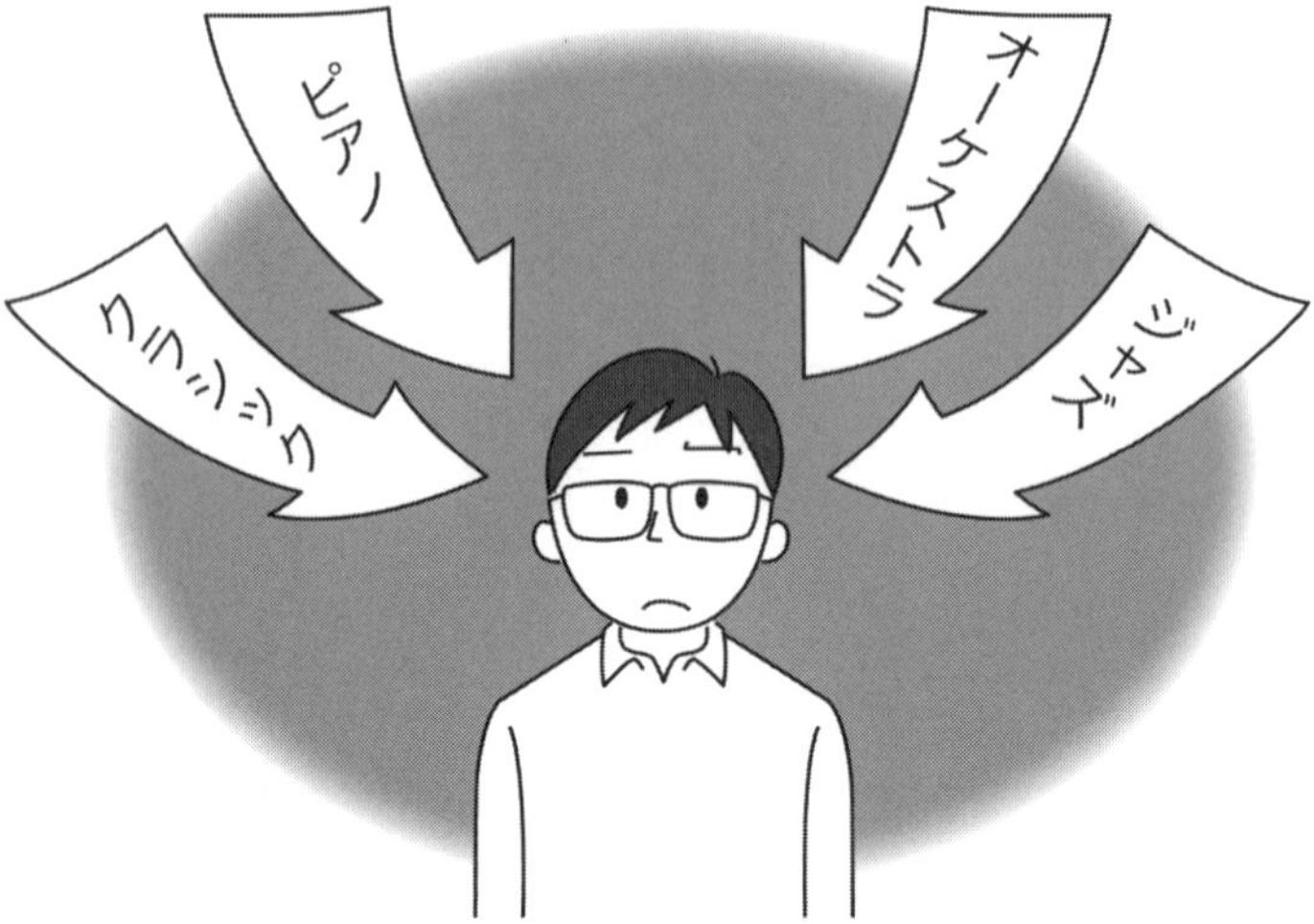

顕在意識が好んでいる音楽は、環境によって
影響を受けている。

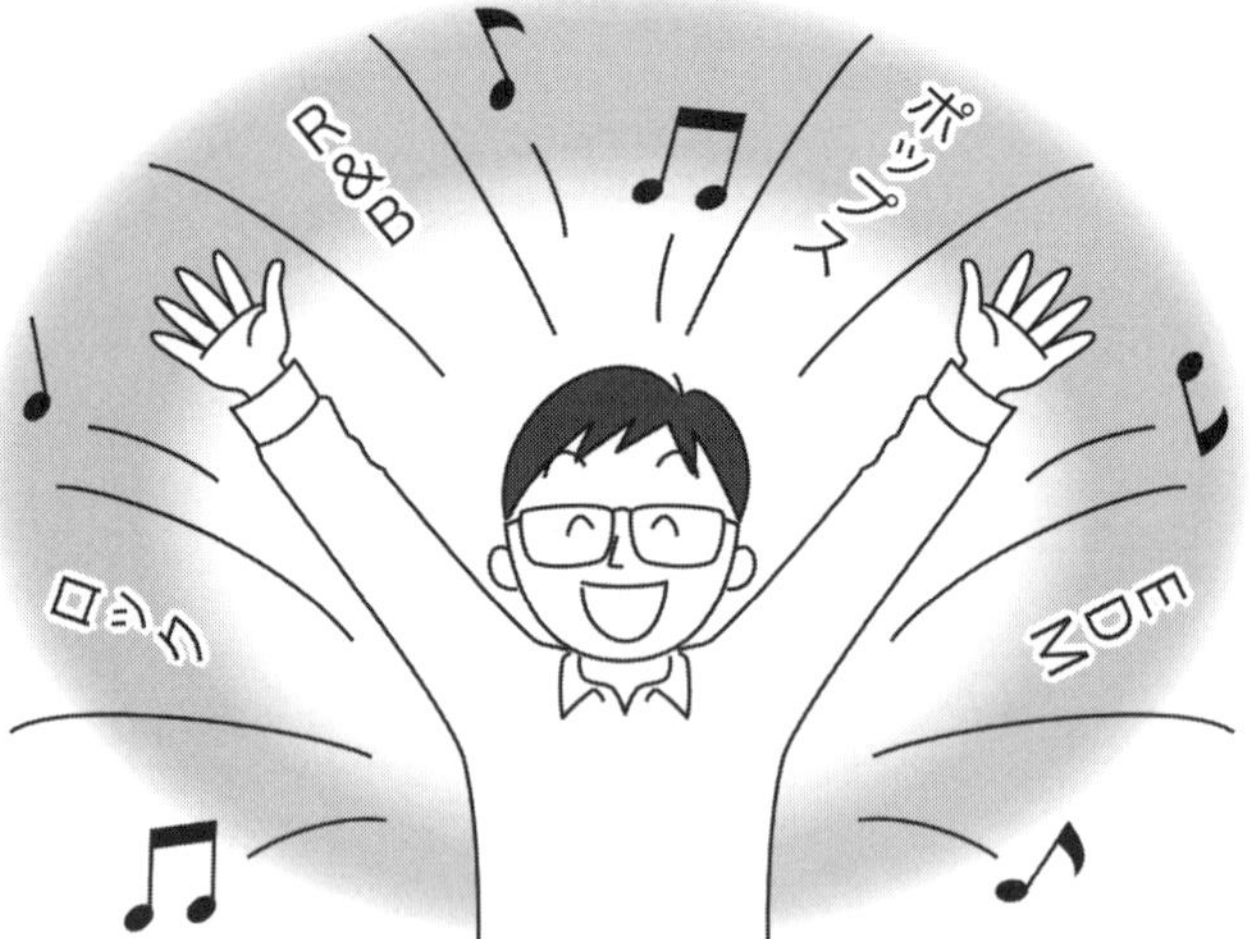

潜在意識が好む音楽は、直感的に好きになる。

音楽を聴く

最近では、「ソルフェジオ周波数」がYoutubeなどでさかんにアップされています。とくに話題になっているのは、528Hzの奇跡の周波数と呼ばれているものです。その他にもソルフェジオ周波数と呼ばれるものは、174Hz、396Hz、528Hz、741Hz、963Hzなど多数あり、それぞれの周波数が人の感性に独自に響き、自律神経を整えて心を和ませるといわれています。

確かにある周波数の音が聞く人によって心地よく感じることは昔からよく知られていますが、ただ単にその周波数の音だけを集中して聞いていても、心が癒されるとはあまり感じられないのではないでしょうか。

音楽とは、周波数だけではなく、テンポや曲調やハーモニーの合わせ技によるものです。これらの全てが脳に影響を与え、心にどのように響くかに大きく関係しているのです。

聴覚も嗅覚と同様、過去の出来事や思い出と強く結びついていることがあります。この香りを嗅ぐとあの人を思い出し、なぜかメランコリックな気分になってしまう、という現象を体験されたことのある方も多いと思いますが、同様にあの音楽を聴くとこの出来事を思い出し、そのときの気分に包まれる、ということも起こり得ます。

あなたが知らず知らずのうちにいつも選んでしまう曲などは、ある思い出があって、そのことは忘れてしまっているのに、そのときの気分が音楽とともによみがえってきているのかもしれません。まさに潜在意識が求めている曲、あなたが今一番必要としている曲といえるのでしょう。

このように周波数、テンポ、曲調から、あなたにとって最高の曲を選択するお手伝いをすることも「音楽療法」の一環なのです。

音楽と共に暮らす

さて、私は音楽療法士として、多くの方から「どんな曲を聴いたらいいでしょうか」とよく尋ねられるのですが、その答えはその人その感性によって変わるもので、なかなか万人におススメの曲を選ぶのは難しいのです。

そこで、一般的に私たちが生活する各場面で心地よく感じるジャンルと曲のお話しをさせていただきましょう。

今日一日はこの曲から

朝起きてはじめに聴いていただきたい曲は「爽やかな明るい調の曲」です。

ハワイアンミュージックやボサノバなど、街のカフェで流れているような爽やかな音楽は気持ちを落ち着かせ、心を整えてくれます。心が整うことで、今日一日のやる気も出てきます。

なぜこれらの音楽で心が整うかというと、ハワイアンミュージックの場合、明るい曲調でありながらアップテンポではなく穏やかという特徴があり、聴いていると自律神経が整い、リラックスさせる効果があるのです。また、ハワイアンミュージックの歌詞には大切な人への気持ちを表すメッセージがこもっているので、やさしい気持ちになります。

歌詞がない曲でも、ウクレレと波の音などが含まれているものを選んでいただきたいです。

波の音は1分間に18回程と言われていますが、人間が落ち着いているときにしている呼吸のリズムも、1分間に約18回ほど吸って吐いてを繰り返しています。心が落ち着いていないと、この呼吸のリズムが乱れて、より多く呼吸をしているはずです。イライラしていると呼吸はもっと速くなりますし、逆に、何かに集中していると呼吸の間隔はもっと長くなり、無意識に息を止めていることさえあります。

つまり、**波のリズムに合わせて呼吸をすることはリラックス効果を生み、心が整う**のです。さらにウクレレのやさしい音色もあなたを心地よく包み込んでくれることでしょう。

一日の始まりには、人によってはアップテンポで元気な曲を選びたくなる方は多いと思いますが、**高揚をいきなり脳に与えるよりも、リラックスさせて心身を整えてからやる気を引き出す方が良い**のです。

リラックスすることは迷走神経を活性化させます。それにより不安やストレスの解消へとつながり、免疫力もアップします。またリラックス状態になることができれば、幸せホルモンであるオキシトシンも出ます。朝からあなたから幸せホルモンが出ていたら、周りの人も幸せしかありませんね。

朝食をとりながら音楽を聴いて、一日のスケジュールを確認するもの良いのではないでしょうか。大変な忙しい一日が始まる前は、音楽で心身を整えてから出かけていただきたいです。

私のおススメの曲としては、小野リサさんのボサノバや、ジェイク・シマブクロさんのハワイアンミュージックなどです。

また、ハワイアンミュージック、ボサノバ以外の曲でしたら、優美なクラシック音楽もおススメです。リラックス効果の高いクラシック音楽としては、モーツァルトの選曲ははずせません。第2章で解説した通り、モーツァルトの音楽は、モーツァルト療法という専門の療法が作られるほど、リラックス効果が高いと言われています。

モーツァルトの楽曲の中で、一日を爽快に過ごすために朝聴いていただきたいおススメ曲は『ピアノ協奏曲二十三番』。ぜひ聴いていただきたい一曲です。

勇気をもらう曲

生きていれば、なにかに一歩踏み出さなければいけないとき、挑戦しなければならないときもあります。そんな大切な場面では、あなたにとって「勇気」が必要になるでしょう。

そんなとき、「あなたなら大丈夫!」と言って背中を押してくれる曲はどのような曲でしょうか。

曲調は長調（明るい曲）がいいことはいうまでもありません。ここで短調（暗い曲）を選んでしまうと、残念なことに気分が下がったり、気持ちが落ちついてしまいます。

短調の曲を聴くことの問題点は、気分が暗くなることはもちろんですが、活発な脳波を抑え、精神をリラックスさせてしまう効果があることです。なにかを頑張りたいときはやはり、長調の曲を聴くことをおススメしています。

特に、**心の病を抱えている方は、明るい曲より暗い曲を選びがち**です。これは無意識に自分の心を鎮める曲を選ぶからです。暗い曲に自身の思いを重ね共感し、そこからリラックスを得たいと、潜在意識が求めているのです。

しかしこれをテクニックとして応用することもできます。**一旦短調の曲を聴いてもらい、リラックスして心が安定してから、つぎに長調の元気の出る曲を聴いていく**。これは音楽療法のテクニックでもあるのです。

ですから、もしあなたの心が弱っていて、でもここ一番、勇気が欲しい！　というとき、最初は暗い曲でもいいので、徐々に明るくアップテンポの曲を選んで聴いていってみてください。できれば少しアップテンポで歌詞がある曲の方が、より直接的に感情にアタックしてくれます。

アップテンポでおすすめな曲はＺＡＲＤさんの『負けないで』。

「自分に負けないで」「一人じゃないよ」と言ってくれているようで勇気の出る曲の一つです。

前向きな曲に背中を押してもらい、勇気を出して一歩進んでいってください。

集中したいときの曲

集中したいときは、歌詞がない曲を選ぶのがコツです。というのも、人は意識していなくてもフレーズの意味を追ってしまう可能性があるからです。無意識でも脳は常に情報処理をしています。

「カクテルパーティー効果」というものをご存知でしょうか。たくさんの人が雑談している中でも、自分の名前や自分の興味のある会話などは自然と聞き取れる、というものです。

これは音楽にも言えることで、自分の関心のある単語やフレーズが歌詞に含まれていると、ふとした時にその言葉の意味に気を取られてしまい、あなたの集中力を妨げてしまうことが考えられます。ですからなにかに集中したいときは歌詞のある曲は避けることをおススメします。

また、集中したいときはヒーリングミュージックがよいとされていますが、何に集中したいのかによって不向きのときもあります。

例えば、勉強や資料作成、何かアイデアなどを出したいときにはヒーリングミュージックはあまりおススメできません。なぜならば、ヒーリングミュージックの放つアルファ波がリラックス効果をもたらし、脳を休ませてしまうことによって、記憶力や思考力が落ちてしまうからです。

もちろん、ヒーリングミュージックはヨガなど、身体を動かしながら精神を集中させたいときには最高です。ヨガ中などはむしろ余計な思考が邪魔になるからです。

また、なにか考えごとなどに集中しなければならない直前に、今までの思考を一度クリアにするためならいいでしょう。ヒーリングミュージックを聴いてリラックスし、心を整えてから、集中すべきことに集中する。これは効果があると思います。

まとめると、ヒーリングミュージックは思考を集中させたいときは不向きですが、精神を集中させたいときは非常に向いているといえます。

もちろんさまざまな見解がありますが、私が思考に集中したいときには「環境音楽」を流しています。「環境音楽」というのは、川の流れや海の波の音など、自然界から発せる音を録音したものです。第2章で述べたように、自然の音も立派な音楽です。

何かに集中しているときですから、音楽は思考に邪魔にならない程度であることが必要です。**「環境音楽」はメロディーや歌詞がないため、脳が意味を勝手に拾ってしまうことがなく、落ち着くけれど集中することができる**のです。

思考力や記憶力の邪魔をしないために音量もやや小さめにしておけば、自然音は集中したいときに流しておくのに最適だといえます。

落ち込んだ時に聴きたい曲

「落ち込んだ時こそ、音楽だ！」といきたいところですが、ちょっと待ってください。落ち込んでいるときに、あえて元気な明るい曲を選ぶのは考えものです。あなたが今落ち込んでいて、何か音楽を選ぼうとしているなら、落ち込み具合にもよるのですが、まずどうして落ち込んでしまったのかを探ることがキーになります。今落ち込んでいることには、必ずその理由があるはずです。

・仕事が上手くいかない
・失恋した
・試験で良い点が取れなかった
・喧嘩をした

さまざまな理由があると思いますが、その落ち込んだ理由に共感してくれる曲を選ぶのが重要です。ベストなのは、**共感できる歌詞が曲に入っていること**です。

たとえば、失恋してしまった時に、明るく「失恋なんて大丈夫！ さぁ次に進もう」と言われても、よほど切り替えの早い人でない限り無理な話ですよね。それに、すぐに忘れて前に進める方は、そもそも悩むことはありません。

本気で誰かを好きになり失恋したら、前に進むには相当な時間が必要ですし、まずは悲しむだけ悲しんでからの方が、きっと先に進めるものです。

そうして悲しんでいる期間には、ひたすら励まされるだけの前向きで明るい曲よりも、失恋したことに共感してくれて、なおかつやさしく先に進めるように促してくれる曲を選択していただきたいです。

恋愛だけではなく、基本的に**落ち込んだ時には、少し落ち着いたテンポと曲調**で心に響く曲をおススメします。その上で共感してくれる歌詞などあればなお望ましいです。

失恋したときに聴いてほしい曲は例えば、ＨＹさんの『３６６日』、私が大好きなミーシャさんの『逢いたくていま』などです。自分の状況と重なり合う歌詞と落ち着いた曲調で、共感を得られます。

他の理由でも落ち込んだときにも、まず同じ感情を表現している曲を聴いて思いっきり浸り自分を慰めてください。そこから少しずつ回復し、背中を押してくれる歌詞の曲を聴いて立ち直っていきましょう。

また歌詞がない曲でおすすめなのは、けだるさや神秘的な意味が込められたアンニュイな曲。これは、自分の力で自分を慰めるときに効果を発揮します。歌詞がないので、心の中で自分自身と向き合い、共感し慰め合い、応援し合うことができるのです。

ここでもまずは共感がなければなりません。いきなり励まされても、つらい思い出やさまざまな思いが交錯し、悲しい感情や苦しい感情が溢れかえってくるだけです。落ち込んでいる自分を、とにかく認めてあげることが一番優先して行うことです。

そのためにも悲しみを表現するような、少し落ち着いた曲がおススメです。

クラシックで言うと、ラフマニノフ『ピアノ協奏曲第2番 ハ短調 Op・18』。

この作品はクラシック界でもファンの多い有名作品です。聴いている間に自分を慰め、癒されるだけでなく、最後には元気になりエネルギーも湧いてくる素晴らしい曲です。物悲しい曲調の中にも力強いメロディーがあり、心に刺さります。

私自身何度も助けてもらった曲でもあります。

また歌詞が付いている好きな曲をピアノで編曲し演奏している音楽を聴くこともいいのではないでしょうか。ピアノの美しい音色は、落ち込んでいる心の隙間に入り込み、癒しと勇気を与えてくれます。ピアノの音色は、そんな不思議な力を持っています。

今日も感謝！　眠りにつくときの曲

一日の終わりには感謝とともにぐっすりと眠りにつきたいと誰もが思うところです。しかし不安や怒りなどにより心に緊張感があると、寝つきも悪くなってしまいます。

眠れぬ日が続くと身体にも影響が出てしまいますので、しっかりと睡眠を取りたいですよね。そのためにはまず脳をリラックスさせなければいけません。そのためには第2章で解説したように日常の交感神経が優位になる、いわゆるベータ波（β波）が脳から出ている状態（興奮状態）を避けなければいけません。

そこで、副交感神経が優位になるアルファ波（α波）が出る曲を聴くことで、リラックス状態を作り出す事ができ、自然な深い眠りへ向かうことができます。

アルファ波を引き出しやすい音として挙げられるのが、「オルゴール」の音色です。お気に入りの曲のオルゴール音を流すことで精神的に安定し、眠りにつきやすくなります。

また、音楽ではないのですが、ラジオから流れる心地よいアナウンサーの声なども睡眠導入に適しています。小さい子に読み聞かせをしていると、そのまま寝てしまうことがよくありますが、そこからもわかる通り、**人間の落ち着いた声にも眠りを誘う効果があるの**です。

好きな人と話したり、推しの声を聴いたり、癒される声を聴いたまま眠ってしまった……。そんな幸せな経験をした方もいるのではないでしょうか。

また、睡眠導入だけでなく、「睡眠の質を上げる」ための音楽は何がよいか、という質問も本当に多く受けます。

アルファ波を導く音楽も質を高めるのに有効であり、試してみるべきものはたくさんありますが、経験的にはバッハの曲なども深く質の高い眠りに誘ってくれる効果があると思っています。

私がとくにおススメしているバッハの楽曲は「ゴルトベルク変奏曲」です。この曲はメロディーが静かで美しいだけでなく、変奏曲という特徴ゆえ、同じテーマが編曲されながら何度も繰り返されます。この繰り返しを聴いているうちに、眠たくなって心地よい眠りに導いてくれるのです。このぜひ眠る際に流しながら聴いてみてください。

そして、リラックスする曲を選んで聴いていただくと同時に、ラベンダーなどの香りの演出をすることもおススメしています。

いかがでしたでしょうか。この他にも、ムードを盛り上げたいときにはジャズを流すとか、テンションを上げたいときには重低音が響くアップテンポの曲を聴くとか、さまざまな方法をご自分で試してみることによって、その時々の自分の感情とマッチした曲が見つかるはずです。それをなんども繰り返していき、「この曲を聞けば、バッチリうまくいく」というパターンを見つけることができればしめたものです。その音楽はきっとあなたの人生のなくてはならないルーティーンになることでしょう。

ホラー映画には不協和音によって組み立てられた不気味な音楽が必須なように、また子どものテレビにはコミカルで愉快な音楽が必要なように、その場面ごとに適した音楽というものがあります。

あなたの人生のいろいろなシーンに合わせて、あなたが選んだ音楽をアレンジしていくと、きっとポジティブで素晴らしい世界が広がっていくはずです。

「心と体を癒す最高のくすり」は、私たちの人生のパートナーなのです。さまざまな場面で活用し、人生を豊かなものにしていただきたいです。

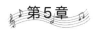

第6章

心と音楽のサロン

私の夢

令和という時代を生きている私たちですが、最近、とくに大きな社会の流れを感じることがあります。誰もが不安を抱えながら日常生活に追われて生きているように見えませんか。たぶん、コロナ・パンデミックからまだ立ち直れないでいるのかもしれません。世界各地での紛争や異常気象の影響など、不安な情報を山ほど聞かされるからでしょうか。

こんなときこそ、音楽は私たちの心を平静に保つ役目をしてくれると思います。どんな時代でも、どんな状況であろうとも、「音楽のくすり」は私たちの心を癒し、ポジティブな人生を歩ませてくれます。それを本書でみなさんにお伝えしてきました。

音楽療法士として抱いている夢があります。

それは、音楽の力を使ってたくさんの方が「今、幸せである」と言い切れるような世界を作ることです。

私は大学卒業後、演奏活動を行いながら音楽教室を主宰し、一人でも多くの方に音楽の魅力を伝えようと努めてきました。そして、施設にて芸術療法の一つである音楽療法を行い、他には心理療法を用いた独自の音楽心理療法でカウンセリングを行い、「音楽のくすり」で元気になってもらう経験をしてきました。

たくさんの人と関わらせていただくなかで私が感じ、教えられたことがあります。それは、**同じ人生の道を歩んでいる人は誰一人いない**ということです。

私が出会った人々は、生まれた国や環境もそれぞれ違いましたし、悩んでいること、苦しんでいること、何に喜び感動するか、それらすべてが人の数だけ違いました。

その一方でその誰もが求めている共通のこともありました。それは「笑顔で幸せに生活したい」ということです。

人生の道を歩む過程では、実にさまざまな出来事が起こります。嫌なことがあっても笑顔で進まなければならないときも、我慢しなければならないときも、たくさんあると思います。

そのなかで、今この瞬間、心が満たされている方はどれだけいるでしょうか。

カウンセリングの現場で、多くの方が次のような言葉を漏らします。


「なんとなく生きている」

「悩みはあるが、自分を納得させながら生きている」

「仕事や家事に追われ自分の事を考える余裕もない」

「抜けだしたい何かがあるが、抜け出し方もわからないし、自分が本当はどうしたいのかもわからない」


このように今の自分自身を表現される方が実に多くいらっしゃいます。さらに現状に不満や不安を抱き、日々ストレスを抱え、生きている意味さえわからないという方も見受けられます。

私が音楽療法士として前述の夢を持つようになったのは、このような声をたくさん聞いたからでした。

もし、「今、幸せである」と言えない方には、今からするお話が参考になると思います。

私は音楽療法を受けられたご高齢の方には、ときどき次の質問をします。

「あなたの人生に後悔はありますか」

すると、往々にしてこのような答えが返ってきます。

「もっと旅行に行っておけばよかった」
「もっと世間体を気にしないでやりたいことをやればよかった」
「もっと勉強しておけばよかった」
「もっと大切な人に会っておけばよかった」
「夢をあきらめなければよかった」
「あのとき、あんなに悩まなければよかった」

そしてそう思われる事情を聞いてみると、

「世間体を気にして好きなことができなかった」
「自分のことは二の次で誰かのために頑張っていた」

「失敗したことにずっと頭を抱えていた」
「自分に自信がなかった」
「親に反対され、自分がやりたいことを我慢してしまった」

人生の先輩たちの後悔の言葉に共通することはつまり、**「もっと自分を大切にしておけばよかった」**ということではないでしょうか。

自分を大切にすることこそ、幸せにつながります。

幸せの基準は、「地位や名誉を得た」「富を得た」「大切な人がいる」「衣食住に困っていない」「健康である」「叶えたい夢がある」「生きているだけで十分」など、年齢や生きてきた環境、その人の経験値や価値観によっても違いますが、現在、本当に幸せを感じている方は迷いなく「今、私は幸せである」と言い切ります。

そう言い切ることができる理由は、地位名誉を得たから、富を得たから、健康だから、ではけっしてありません。それは**【内的要因の満足】**があるからなのです。

【内的要因の満足】とはつまり、金銭や地位などの外的な要因に影響されない、心の内側から自発的に出てくる要因に満足することです。

この【内的要因の満足】を得ている人は、心は常にあたたかく、ストレスを感じず、さまざまなことに積極的にチャレンジしていきます。そして、そのことに「感謝の心」が必ず生まれます。

これは外側から見えるものではなく、自らの心が感じるものなのです。

地位名誉があっても、富を得ても、健康でも、内的要因＝心が満足できていなければ決して幸せであると言い切ることはできません。（もちろん、内的要因の満足のためには、最低限の暮らしがあることが前提です）

私は現在、富豪でもなければ地位があるわけでもありません。健康かと言われれば不安もあります。日々の生活にもけっして余裕があるわけではありません。けれども「私は幸せである」と言い切れます。

ここに来るまでは、欲に溺れることもありましたし、恐怖に襲われることも、傷つくことも、誰かを恨むことも、傷つけてしまうこともありました。若さゆえの失敗もあれば、プライドや見栄もありましたし、他人から見られたい自分像があり、そんな自分であることが生きにくく感じ、好きではありませんでした。

しかし、いつからか自分のことがよくわかり、目の前にある仕事や日々の生活に楽しさを見出すことができ、支えてくださる方々に感謝することができるようになりました。

ありがたいことに衣食住は不自由ありませんし、大切な人の笑顔を見ることもできます。

人に依存することなく、他者の気持ちも尊重したいと思いますし、見栄もなくなくなりました。まれにはネガティブな感情が湧くこともありますが、すぐに気持ちを転換する方法も身につけました。

まさに内的要因で満足しています。そして、なにより「自分にも他者にも嘘がなく素でいられ、どんな出来事にもプラスの意味を持たせる」ことができるようになりました。このマインドを持ち続けられれば、これから起こるべきさまざまな出来事に対し、不安や迷いを覚えたとしても、私は最後まで「幸せ」と言って生きていられるでしょう。

もちろん自分を大切にすることによって、他の誰かが傷ついてしまうアクシデントだってあるかもしれません。ここで言う「自分を大切にする」とは、自分のわがままや欲を通すことではありません。そんな簡単なものではありません。

必要なのは覚悟です。

本当に必死に悩み考え、自分を大切にしなければ先がないと心と体が気がついた時、周りからの批判や見られ方がまったく気にならなくなり、自身の罪悪感を背負う覚悟も備わり、自分を大切にしようと思えるのです。

病気の方が「生きているだけで感謝」と本気で思われているのと同じように、心の病気もどうにもならなくなって初めて、「自分が自分でいられるだけで感謝」できるようになり、やっと自分を大切にしようと思うのです。

自分を大切にする覚悟を持ったときはじめて、あなたは本当の自分でいることができ、内的要因の満足を得ることができるようになるのです。

もしも本気で苦しんでいらっしゃるのであれば、これ以上自分の気持ちに蓋をし、我慢し、ごまかして生きることは、もうやめにしましょう。自分に向き合い、少しずつでも解放していくことが幸せへの近道となるのです。

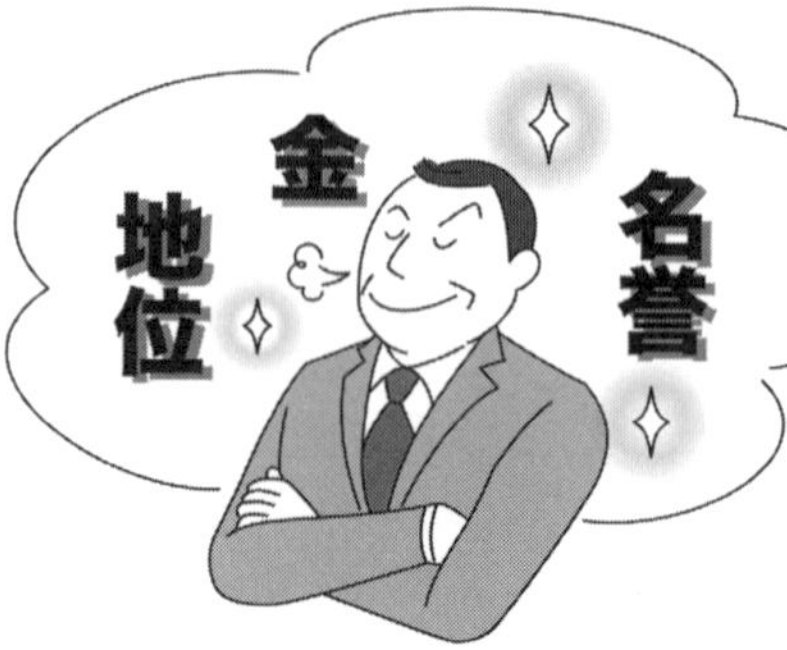

外的要因による満足

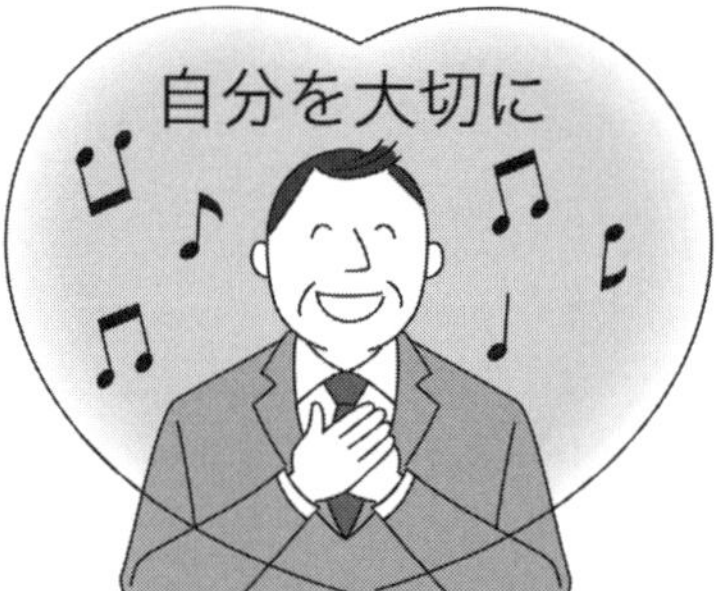

内的要因による満足

一人でも多くの方にご自身の「幸せ」を再確認していただき、「今、私は幸せです」と言い切っていただけるように「音楽のくすり」を振りまいていきたいと思っています。

自分を大切にするために、私のメンタルサロンでクライエントに実践してもらっていることを紹介しましょう。

よく質問されることとして、学校や社会生活の中での人間関係の対処の仕方があります。

学校でも仕事でも家庭でも、自分の思うようにならないと、文句を言ったり無視したりして誰かに当たって発散させる人がいます。その対象がもしあなただったらどう対処しますか？　やはり良い気分はしませんよね。

私はそんな時、このマイナスを絶対に自分に入れません。

「この人は無視するしか自己表現ができない人」
「自分のことしか考えられない人」
「マイナスを出しているということは自分に満足していない人」
「この人の気持ちに左右されている時間などもったいない」

こうやって自分に言い聞かせます。

このように自分なりの考えを用いてマイナスを入れないようにしていると、相手の言葉や行動がばかばかしくなってきます。

もちろん、その場から抜け出すのが一番早いのですが、学校でも仕事でも家庭でもそう簡単には逃げ出すことはできませんし、いつも逃げ出すことが得策ともいえません（もちろん抜け出すことが悪いわけではありません）。

ですから、**マイナスを自分に入れない**！　これが本当によく効きます。

もちろん自分が失敗して何かを言われたら、失敗したことは真摯に受け止め反省はしなければいけませんが、相手の言い方や態度にカチンときたらこれを実践。酷い言葉は自分に入れないこと。

人格否定するような言葉を出す人から得るものは何もありません。失敗したときはその失敗した事実だけを反省し、次に生かせばよいのです。

この訓練を常に行なっていると、マイナスがやってきても、本当におもしろいように心が乱されなくなっていくのです。（ただしこれは自分自身のコントロールになるので、ある意味我慢にもなるということです。うまくコントロールできるようになれば一生使えますが、苦しくて仕方ない場合は、状況を変える必要があります。）

同様に、自分がマイナスにならないようにも心がけなくてはいけません。自分の感情のままに出た負の言葉や態度は相手を傷つけます。思いやりのある言葉は、自分も相手もポジティブに前に進ませます。そう理解してください。

人間関係を上手にさばいていける人は、自分自身を満足させるうえでも、どうやってこの場を過ごしやすい場所にするか常に考え行動しています。家庭でも職場でも友達間でも、良い雰囲気になるところでは、皆それぞれがどのようにお互いをフォローし、高めあっていけば良いかをよく知っています。逆に、誰かがストレスの発散や自己満足のために行動して周りの人の気持ちを無視していたとしたら、そんな場所に良い空気など決して流れません。

もちろんすべての感情をコントロールして、怒り、嫉妬、不安、悲しみなどの負の気持ちに蓋をしてしまうことはよくないです。我慢しすぎると爆発してしまうので、小出しにして人は過ごしていますが、どうせ出すならプラスに変えていきましょう。

もしも嫉妬してしまえば、その嫉妬の感情を「よし、私も！」と向上心に変え、自分磨きの材料にしてしまえばよいのです。また、不安になったら、何が不安なのか追及することで自分に不足していること、やるべき道も見えてきます。

ときには信頼できる人に話をすることも大切です。「ごめんね！　今から愚痴を言うからちょっとだけ聞いて」と先に笑顔で謝りましょう。そうすることで、聴く側がマイナスを共有するのではなく、ちょっとした愚痴として聞いてあげられるのです。聞いてくれる相手に感謝しながらも、自分の悩みや愚痴など吐き出しているうちに、自分の愚痴がばかばかしく思ったり、悩みの解決策が見えたりするものです。そして、かなりすっきりできます。

ちょっとした愚痴なら、言った本人も話すことですっきりしますし、聞く側もマイナス共有ではなくあくまでも聞くだけ。嫌な思いを強要されなくてよいので流せます。

人はあらゆる出来事をポジティブにも、ネガティブにもとらえることができます。どうせだったら良い方向に進めるように、いつもポジティブにとらえていきたいものです。

そして音楽は、いつでもどんなときでも、あなたの心に効果的にささやきかけ、ネガティブをポジティブに変換するのを手伝ってくれます。

「音楽のくすり」を処方して、内的要因の満足を目指し、いつでもどこでもポジティブ思考で笑顔になれるお手伝いを今後も続けていきたいと思います。

音楽に触れるのに年齢は関係ない

私は音楽療法やカウンセリングの他に、音楽教室を主宰しています。そこでは音楽を聴いていただくことはもちろんですが、一人一人に積極的に音楽に触れていただき、素敵な仲間と一緒に音楽を楽しんでいただく機会を提供しています。そして音楽を「人生の彩りの一つ」と感じていただき、その瞬間だけは普段のストレスを全部忘れて楽しんでいただけるようにしています。

参加している生徒さんは、実にさまざまです。なんと、3歳から90歳という幅広い年齢の方々がいらしています。皆様の目的はさまざまですが、お子様が幼い頃から生の音楽に触れること、ピアノやヴァイオリンなどの楽器を弾くことは情操教育にも良いとされています。胎教の分野では、妊婦さんに音楽を聴かせることは、妊婦さんにもお腹の赤ちゃんにも良い影響を与えるとも言われています。

よく言われることでもあるのですが、ピアノやヴァイオリンが上手な子どもは勉強も良くできるというのは本当です。頭の良さといってもさまざまな定義がありますが、楽器をうまく使いこなせる子どもは、概して学校の勉強ができる傾向があります。

今までたくさんの生徒さんを見てきましたが、いわゆる偏差値の高い有名校、中学、高校、大学に入るお子さんはすぐにわかります（それが一概に良いとは言いません）。

もちろん元々のＩＱなども関係していますが、それ以前にレッスンを受ける姿勢として、しっかりと人の話を聞くことができること、真面目にコツコツと練習ができることは何を習得するにも必要な能力です。そのような子たちは理解能力も暗記力も高く、素直に言われたことができるお子さんに育っていく過程を垣間見られます。そしてそのようなお子さんが学業を終えて、社会で活躍されているのを見ると嬉しくなります。

とにかく、レッスンを受ける姿勢や五感を研ぎ澄ませて楽器を弾く力とは、勉学に大きく影響を与えるようで、勉強がどのくらいできるか正直すぐわかってしまいます。ですので、親御さんにはお子さんに音楽の力で刺激を与え成長を促すという目的のためにも、ぜひとも楽器を習わせることをおススメしています。

また一方では、学校での勉学はあまり得意ではないけれど、とても表情豊かに音楽を表現する子もいます。楽譜通りに弾くわけではないけれど、自分が好きだと思った曲には異常な集中力を発揮し、心から音楽を楽しんで演奏します。

このようなお子さんは、やはり芸術的センスに恵まれているのか、後にすし職人、漫画家、アーティストなどになって活躍しています。

音楽を十分楽しんでくれる子どもたちは本当に個性豊かです。

いつも優しくニコニコの生徒さんは、保育士さんの夢をかなえ、小さな頃からお菓子が大好きでお菓子の曲を楽しそうに弾いていた生徒さんはパティシエになりました。科捜研で活躍している子もいれば、早くに結婚してたくさんのお子さんに恵まれている生徒さんもいます。

小さい頃から音楽に触れることは、感受性を育て、心を豊かにしてくれます。子供の頃に本をたくさん読むことは良いことだとされていますが、ぜひ同じようにたくさん音楽をお子さんに聴かせてあげていただきたいです。

そして、音楽を通してご家族との会話や体験、何よりお子さんに音楽の楽しさを知ってほしいと思います。

私はお子さんと同様に、成人の方にも音楽を活用して楽しんでもらいたいと考えています。そこで大人向けの音楽教室も開いています。

その中に、私考案した**【ピアノオーケストラ】**という、電子ピアノを並べて本物のオーケストラのように一体感を感じながら演奏し、楽しんでいただくというレッスンを設けています。30代から80代後半の方まで、たくさんの音楽好きの方が参加してくださっています。中には目が見えにくい方や耳が聞こえにくい方もおりますし、子どもの頃にピアノを習っていて何十年ぶりかに弾かれた方や、まるっきり初めての方もいらっしゃいます。

参加者に共通していることは、音楽が好きで楽しもうとしていること。こうした活動はストレス発散にもなりますし、素敵な仲間との一体感や楽しい会話も、また生きていくうえで非常に重要だと考えています。

実際にピアノオーケストラに通ってくださっている方からは次のようなお声をいただいています。

「それぞれのパートを皆さんが弾いて、それが一つにまとまった時の喜びはとても大きいもので、これがオーケストラなのかな、と思い楽しんでおります」

「自分はピアノをやった事がなくてほとんど弾けないけれど、自分ができる範囲で音を弾いて行く中で、みなさんと一つの演奏になり、音楽となっていくところが楽しいです。自分も演奏の一部になっている実感がします」

「上手く弾けなくても、明るくて楽しい雰囲気と、みなさんとの一体感から自分もすごく上手に弾けるようになった気分も味わえてとても楽しいです」

「先生たちとの会話や、お仲間との時間も楽しくて、ストレス解消になっています。ピアノは大好きだけれど、一人で弾くのは少し恥ずかしかったので、ピアノオーケストラで皆さんと一緒に弾けることが楽しくて仕方ありません」

発表会などの大きな舞台に立つことや、イベントに参加してお客さんの前に立つことは大人になると、多くあることではありません。こうしてピアノオーケストラでお客さんの前に立つ経験によって刺激を得ることで、いくつになっても若々しくいられるという効果もあるのです。何より、みなさんが音楽を通して楽しい時間を過ごしてくださることが一番の目的です。

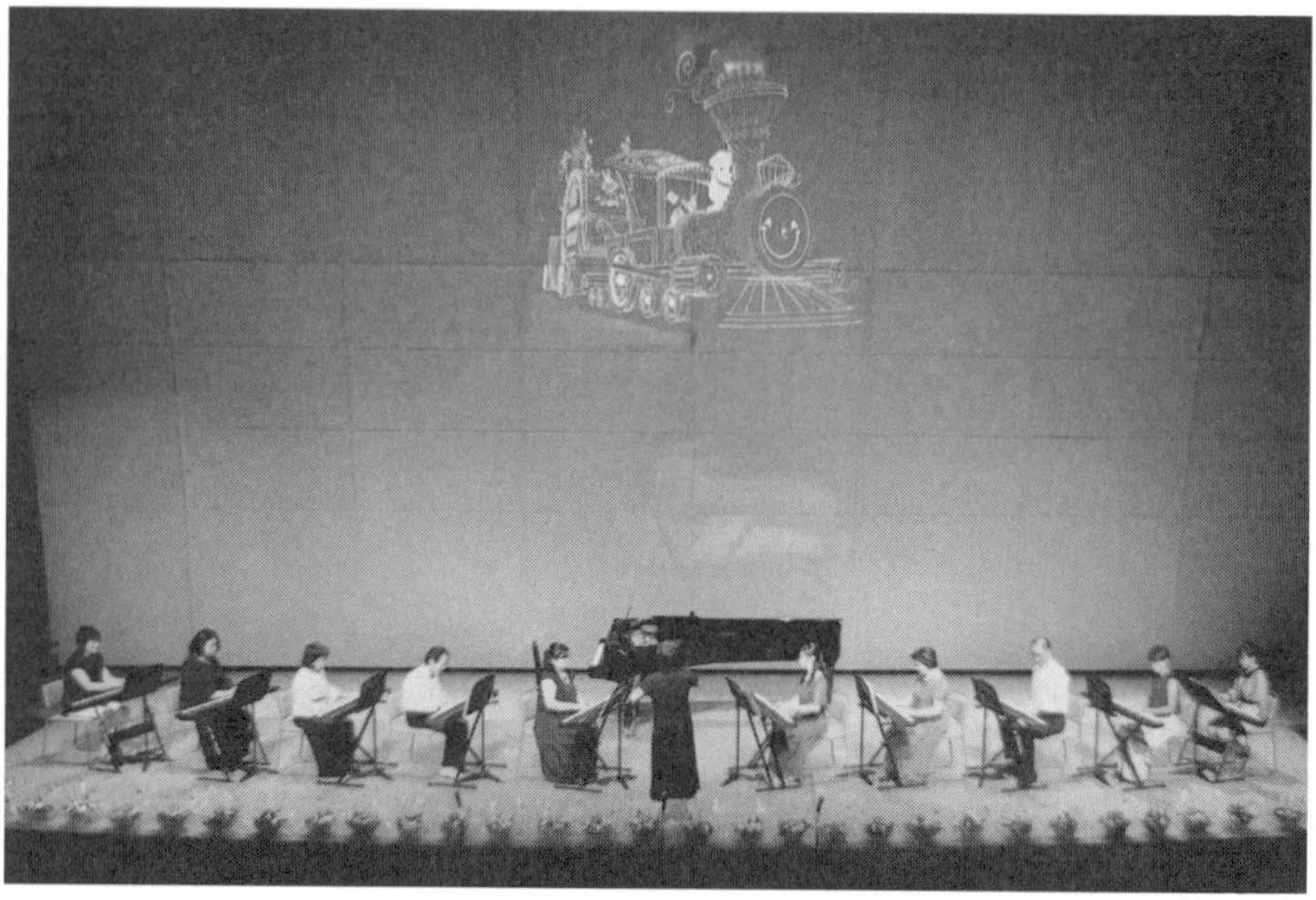

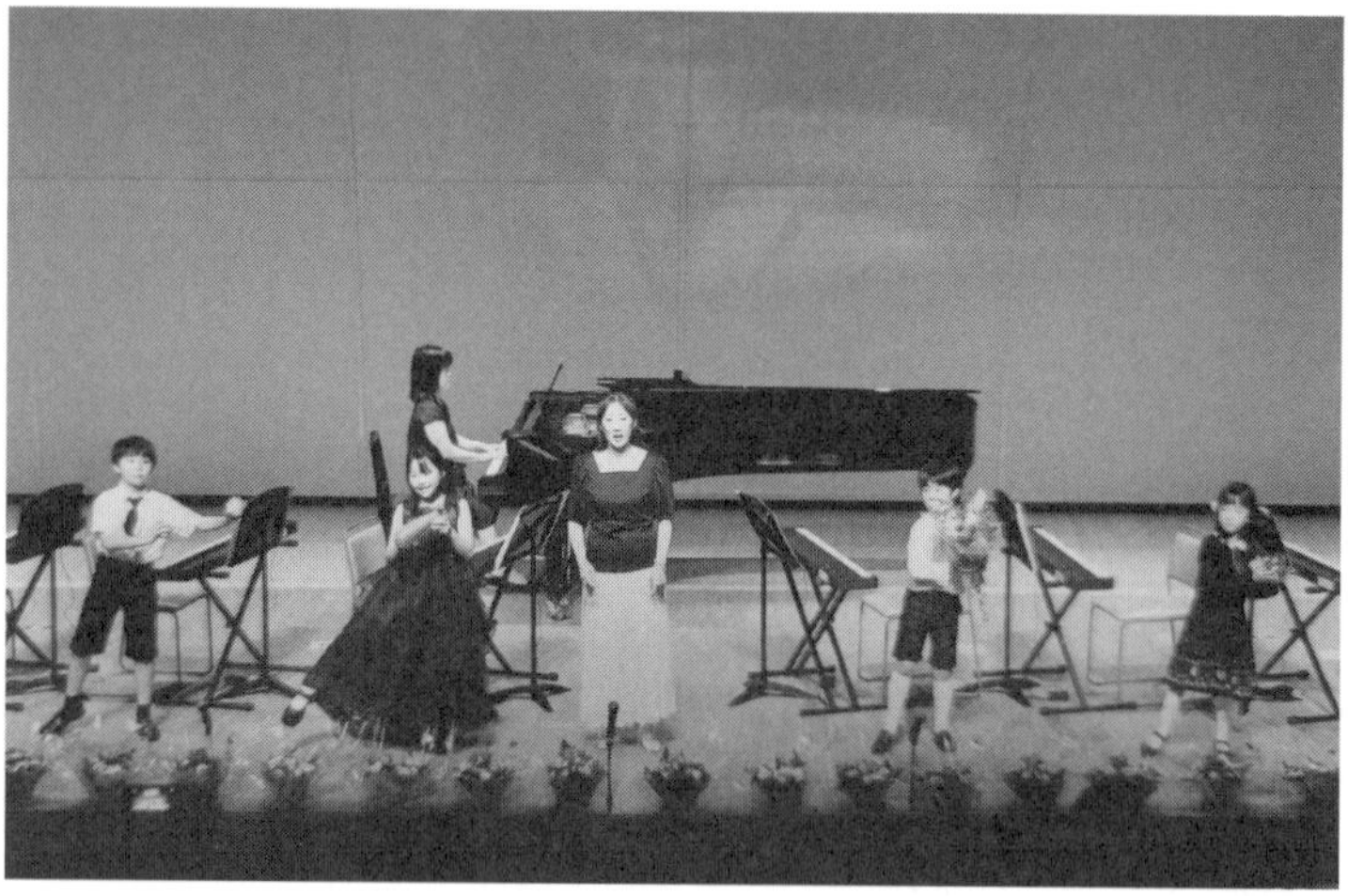

ピアノオーケストラ

ここで、ピアノオーケストラがもたらす効用について、少し心理学の解説を加えて解説してみましょう。

みなさんは「マズロー5段階欲求説」というピラミッドはご存じでしょうか。

ご存じの方も多いかもしれませんが、このピラミッドは人間がどのような順番で欲求を抱き、どの順番で満たされていくのかを示したものです。人が生きていくうえで最低限必要な、睡眠、食欲、排泄などの【生理的欲求】が1段階目にあります。これが満たされると、次の2段階目、住まいの確保や心身の健康、経済的な安定の欲求として【安全欲求】がおこります。

ここが満たされてくると、3段階目以降の、仲間や家族などから受け入れられたい、愛されたいという【社会的欲求】、4段階目の他者から認められたい、褒められたいと考える【承認欲求】に移行し、最後5段階目に自分が満足できる自分になりたい欲求の【自己実現欲求】に到達します。

この5段階は下の段階が満たされて初めて上の段に上がることができるので、下から順番に満たしていかなければならないという特徴があります。音楽をすでに楽しめている方は2段目まではある程度クリアされており、これから3段階目以降を上がっていこうとされている方が多いです。

その3段階目、4段階目にピッタリなのが楽器を演奏することです。

ピアノオーケストラは、ひとりではなく仲間と一緒に演奏することで、人とのつながりや安心感が得られますし、仲間と協調するために気を配るなど五感と頭脳をフル活用します。そしてまた演奏会などで注目されることで人から認められる経験をし、承認欲求も満たされるのです。こうして3段階目、4段階目を満たすことができるのです。

そして、さらに5段階目を目指すこともできます。家族、会社、友人といったコミュニティーの中で十分認められていると認識できている方は、自分自身に自信を持ち、人に認められるためではなく、純粋に技術や能力を高めたいという自己実現欲求が出てきます。この段階でも音楽は表現力や技巧を高めるという動機を与えてくれるので、その欲求を満たすための最高の材料なのです。ですから、ピアノオーケストラには何歳になっても好奇心がある方やご自分を高めたい方が、イキイキと参加してくださいます。

また、健康状態や経済状況の事情で、人によっては1段階目や2段階目の欲求を先に満

YouTubeで実際のピアノオーケストラの様子をご覧ください

たす必要のある方もいらっしゃると思います。この場合、ピアノオーケストラに参加する余裕がなかったとしても、音楽を聴くことによって癒され、自分のより高次の欲求に気づくことができます。そして3段階目以降の欲求へと導き、上の欲求を求める動機を与えてくれるのです。

このように、小さいお子さんから大人の方まで、そして現在どのような状況にいる方でも音楽は心身にとってすばらしい影響を与えてくれるのです。そんな素敵な音楽に触れるのに年齢は関係ありません。0歳から人生最後の日まで、音楽を必要としたその日からぜひフル活用していただきたいと思います。

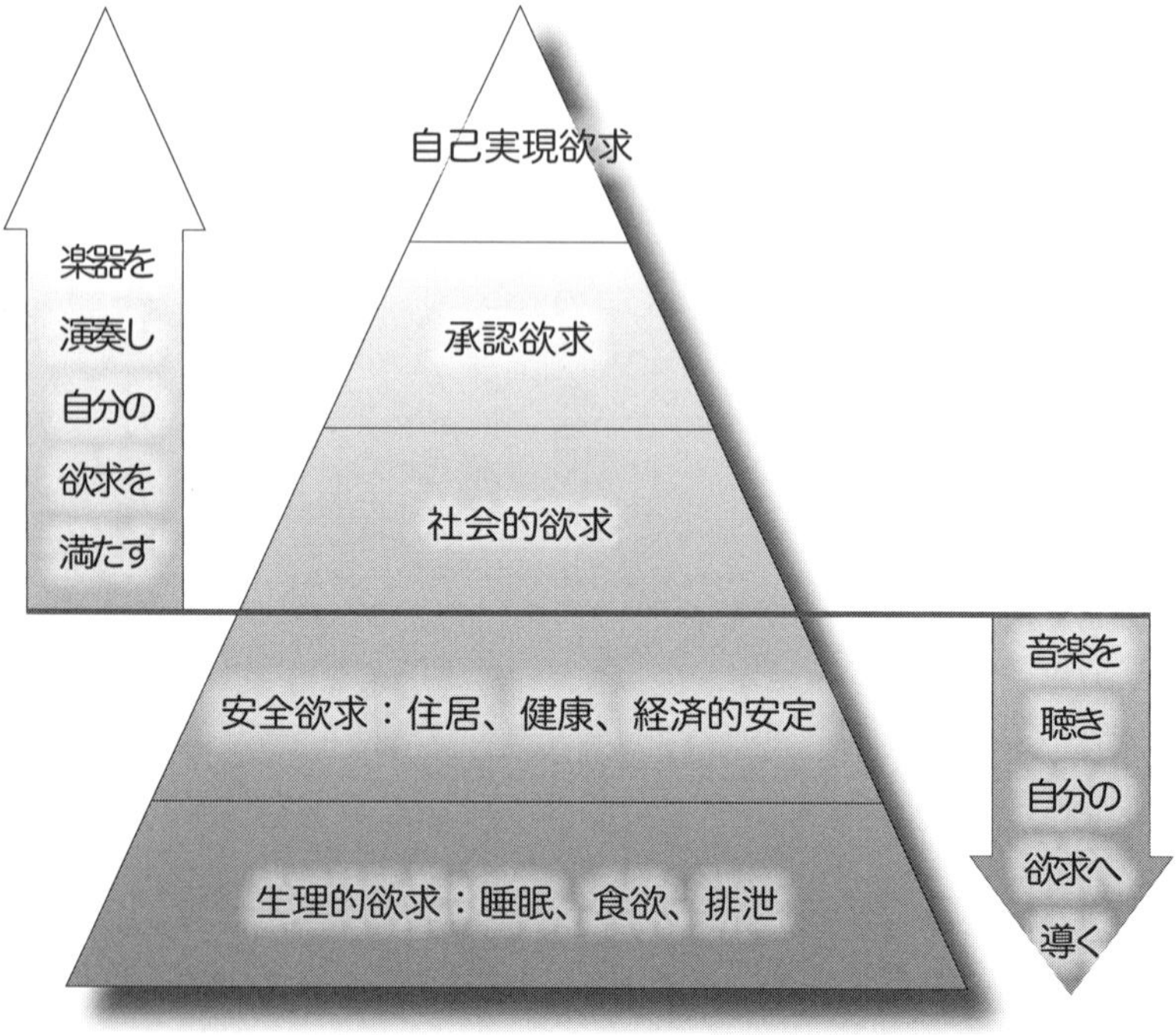

【マズローの５段階欲求説と音楽療法】

・楽器の演奏は自己の欲求を満たす効果があり、３段階目より上を追求する際に有効

・音楽を聴くことは高次な欲求を気づかせ、それらの欲求を追求するように誘導する効果がある

音楽は神からの贈り物

本書を執筆している現在から19年前の2005年、私が読んだ本で忘れられないフレーズがあります。私の尊敬する方の著書の中にさらっと書いてあった**「音楽は神から人間への贈り物」**という言葉。

私が音楽療法を始めたのも2005年。この本を読んで音楽療法を始めたわけではないのですが、何と言いますかタイミングと申しますか、この言葉を見た時にビビっと感じたことを今でも鮮明に覚えています。

そして今回出版するにあたり、19年ぶりに「音楽は神から人間への贈り物」であるということを再認識したのです。

学生の頃や、まだ音楽療法を始めたばかりの頃は、音楽の大切さや重要性はもちろん理解していたのですが、音楽が神から人間への贈り物、とまでは実際に感じていませんでした。長年音楽を通して、たくさんの方々と関わらせていただいたからこそ辿り着き、実感したのでしょう。

ここで音楽の起源について少しおさらいさせてください。第2章で見たように、動物が求愛などのコミュニケーションをとるために発声する音、私たち人間が雨乞いなど神に祈る言葉、生活に必要な中でのかけ声が、徐々に原始的音楽として確立され、より形式の整った音楽へと進歩したのでした。

言葉と音楽は密接に関係しており、人間はイメージする言葉で音を上手く表すことが出来ます。

叩く音はドンドン、風が吹く音は吹くヒュー、落ちるときはドーン。

小さいお子さんに絵本を読み聞かせるときなどは、このような表現がたくさん出てきますね。普段の会話の中でも、「飛行機のゴーという大きな音がちょっと怖いわ」とか「風がヒューヒュー吹いていて飛ばされてしまいそうだった」などと聞いたときに、どのような状況かイメージできてしまうのは、脳がそれを音として認識するからなのです。

専門的に音楽を勉強している方たちは、音楽をただ楽しむだけではなく、このような音の表す意味を理解し、作曲家の意図をどうくみ取るか、演奏者であれば、さらにそれをどのように演奏につなげるか、日々研究しているのです。

私は音楽大学などで音楽について勉強してきたので、音楽を理解する上で理論が大切なことはわかっています。しかし、それよりもっとシンプルで大切なことは、音楽がどれだけ心を豊かにしてくれるか、どれだけ心を救ってくれるのかということです。

私にとって音楽とは、まさにその起源がそうであったのと同様、心と心のコミュニケーション手段であり、生活の欠かせない一部――「心と体を癒す最高のくすり」なのです。

そう確信するに十分なほど、私は音楽が人々の心を開き、たくさんの笑顔をもたらし、苦しみから解放する様子を目の当たりにしてきました。

そこにジャンルや理論は関係ありません。大事なのはただ心が感じるままに音楽を取り入れること。そうすれば、音楽は単なる芸術という範疇を超えて、私たちの心に影響を与えてくれます。

音楽は人間がただ理性によって作り上げたものじゃない。まさに「音楽は神から人間への贈り物」なのです。

人生の中では、音楽は日常の一つとして、とくに意識せずに触れている時間が大半であると思います。しかし、ご縁あってこの本を読んでくださった方には、「人生を豊かにしてくれるスパイス」「悩みがあったときのサプリメント」として音楽を捉えなおしていただければ幸いです。


人生は決断の連続です。

もしあなたに信頼できる家族や仲間や恩師がいるとすれば、意見を聞くことができるでしょう。でも決断するのは自分です。

苦しいときに誰にも頼れず、相談できない事も多々あるでしょう。それでも決断するのは自分です。

そんな時にそっと寄り添い、自分の心を見つめさせてくれ、背中を押してくれるのが音楽です。そんな音楽を常に意識していて欲しいのです。

皆様が音楽を通し、少しでも生きやすく楽しい人生を送れますよう心より願っております。

私も音楽に助けられ、音楽を愛するものとして、これからも音楽の力を借りながら、たくさんの方々の笑顔を作っていきたいと思っております。

そして実際に、「心と音楽のサロン」で皆様にお会いできる日を心より楽しみにしています。

そのときはぜひ、大好きな一曲をご用意くださいね。

阿久津先生の音楽療法を体験して

阿久津先生には二〇〇五年十一月より、特別養護老人ホーム松寿園のご入居者の皆様に対して「音楽療法」を提供いただいています。

介護を要する高齢者に配慮と工夫を凝らした独自のプログラムは、聞く、口ずさむ、歌う、考える、懐かしむ、コミュニケーションの輪を拡げる等々、ご入居者様の記憶を喚起し、日常生活の一部を取り戻す手助けとなり、精神的に不安な気持ちの緩和にも効果を示し、ストレス軽減につながっていることを実感しています。

実際に音楽療法をとおして、認知症の方々の表情が穏やかになり、言動が落ち着き、笑顔を取り戻している方は枚挙にいとまがありません。

そして、音楽療法のお陰で施設内の「笑顔の総量」が増えていることを実感しています。

先生が提供される音楽療法は、癒しや楽しみの時間に留まらず、健康と幸福を支える、なくてはならない重要な時間になっています。

私たち松寿園の理念の一つ「みんなの笑顔のために」、これからも音楽療法が提供する専門性からもたらされる「笑顔」を共有できることを心から願っています。

社会福祉法人六高台福祉会
高齢者総合ケアセンター松寿園
理事長　正田　貴之

あとがき

私は以前から50歳になったら本を出版したいと漠然と考えていました。

そんな中46歳のある日、出版のご依頼をいただいたときは、非常に驚いたと同時に、やはり……、と思ったことを今でも良く覚えています。

連絡をいただいたとき、私はちょうど仕事や人生、今後の事について考えているタイミングでした。


前々から私が感じ、皆様にお話ししていることがあります。それは【起こることは必然であり、全てに意味がある】ということです。

私の人生の中で、悩みごとや迷いや苦しい出来事はたくさんありましたが、必ず【何か】が起こり、背中を押してくれたり、解決に導いてくれました。

それが何かは訪れるまではわかりません。出会いであったり、仕事や環境の変化であったり、手放さなければいけないものであったり、新たに見つかったやりたいことであったり……。そしてその【何か】に気がついてチャンスを掴むか、それとも見逃すか、それも必然的に決まっているのです。もし【何か】に気がつかなかったり、気づいていてもそのチャンスを掴めなかったとしても、それはタイミングが「今」ではなかった、というだけです。

私が「やはり」と思ったのは、50歳ではなく46歳というタイミングで出版のお話をいただいたことです。

おそらく出版の機会というのが私にとって必要な【何か】であり、心のどこかでそれを求めていたのでしょう。そしてそれに気づいたからこそ、少し早い時点での出版にも迷いがなく進めたのです。あと4年後なんて思っていたら、この本もなかったし、今の生活も思考もなかったかもしれません。

今回『人生を最高に楽しむための音楽サプリ』を書かせていただいたのは、音楽が自分のなかの幸せを見つけるためにとても有効であること、そしてその小さな幸せのカケラを掴み取れるようになることが人生を豊かにすることをお伝えしたかったからです。

私自身が幸せを感じて生活できているのは、カウンセリングを通し、クライエントが模索しながらも自身の幸せを見つけ、先に進まれていく姿をたくさん見させていただけたから、そして私自身も苦しい出来事をたくさん乗り越えてきたからです。そこにはいつも音楽があり、幸せとは何かに気づかせてくれたのです。

人は生まれたからには皆幸せになりたいと願い生活しています。そして皆、幸せになる権利を持っています。音楽は、そんな皆様の幸せになる手助けをしてくれるサプリメントなのです。

あなたを励まし、寄り添い、背中を押してくれる音楽を、「人生を最高に楽しむためのサプリ・心と身体を癒す最高のくすり」として、たくさん活用していって下さい。

最後に、このあとがきの後ろに心理テストを載せています。どんな音楽を聴いたらいいかわからないとき、ぜひご活用下さい。

あとがき

出版にするにあたり、知道出版の奥村様には、プロとしてのアドバイスや素敵なお話をたくさん伺うことが出来、有意義な時間を過ごさせていただきました。出版の機会をいただけたことと共に、素敵な時間を過ごさせていただき心より感謝申し上げます。

そして担当してくださった編集の勝又様。最後までご尽力いただきありがとうございました。専門家のように音楽に詳しく、お話を通して音楽の魅力を再認識させていただきました。

他にも知道出版の皆様のお力をお借りして、思った通りの本が出来上がり、世の中に出させていただけたこと、心より感謝申し上げます。

この本を手に取って下さった方、今まで出会ったすべての方に感謝申し上げます。

今後も感謝の気持ちと笑顔を忘れず、音楽の力を借りながら皆さんと一緒に幸せでいられると信じ、「あとがき」とさせていただきます。

付録：音楽心理テスト

いつ、どのような曲を聴けば良いか、一般的な場合について第5章でお話ししました。しかしもっと個別に、今の心理状態に合った曲を選びたい、でも忙しくて音楽療法を受けに行けない！　という方は、本付録を活用してみてください。

誰にでも効く「特効薬」のような音楽はないものの、音楽のもつ基本的な特徴に基づいて、心理状態やストレスの性質ごとにおすすめできる「原則」を導き出すことができます。

まず、今の一時的な気分に合った音楽をお探しのときは、次を参考にしてみてください。

・イライラした気分を発散したいときは、激しめの曲
・気持ちが落ち込んでいるときには、ゆったりと穏やかな曲
・気分が落ち着いてきたら、少しずつテンポの速いものに変えていく

・人付き合いに疲れた時や集中したい時は、できるだけリズムや響きがシンプルな曲
・人恋しくなったら、エモーショナルな表現が織り込まれた曲

また、青春時代に体験したことは記憶に残りやすく、10代〜20代にかけて繰り返し聴いた思い出の曲などは、生涯心に残るといわれています。懐かしさを感じる曲は、喜び、幸せ、満足、リラックスなどポジティブな感情を呼び起こしやすいのです。当時好きだった音楽を聴いて、ストレスフルな現実を一時忘れるのもよいかもしれません。


次に、慢性的な心の状態は、なかなか自分でも気づきにくいため、心理テストを用い、調べていきます。

それが次ページの**【音楽心理テスト】**です。

この結果に基づき、まずはご自身の今の心の状態を把握してください。そしてその状態に合わせて、曲調を選んで聴いてみてください。

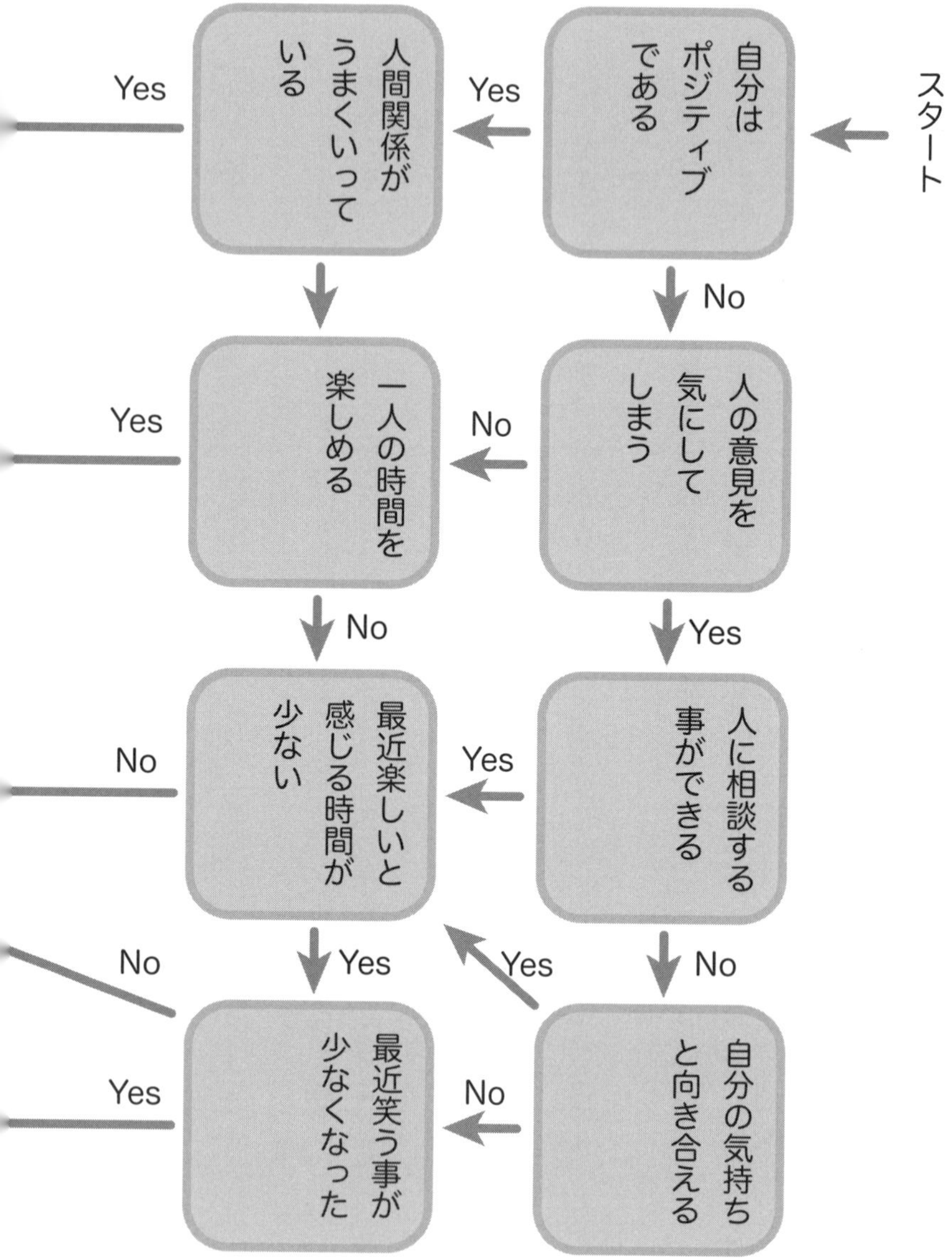
スタート
自分はポジティブである
Yes
No
人間関係がうまくいっている
Yes
人の意見を気にしてしまう
No
Yes
一人の時間を楽しめる
Yes
No
人に相談する事ができる
Yes
No
最近楽しいと感じる時間が少ない
No
Yes
自分の気持ちと向き合える
Yes
No
最近笑う事が少なくなった
No
Yes

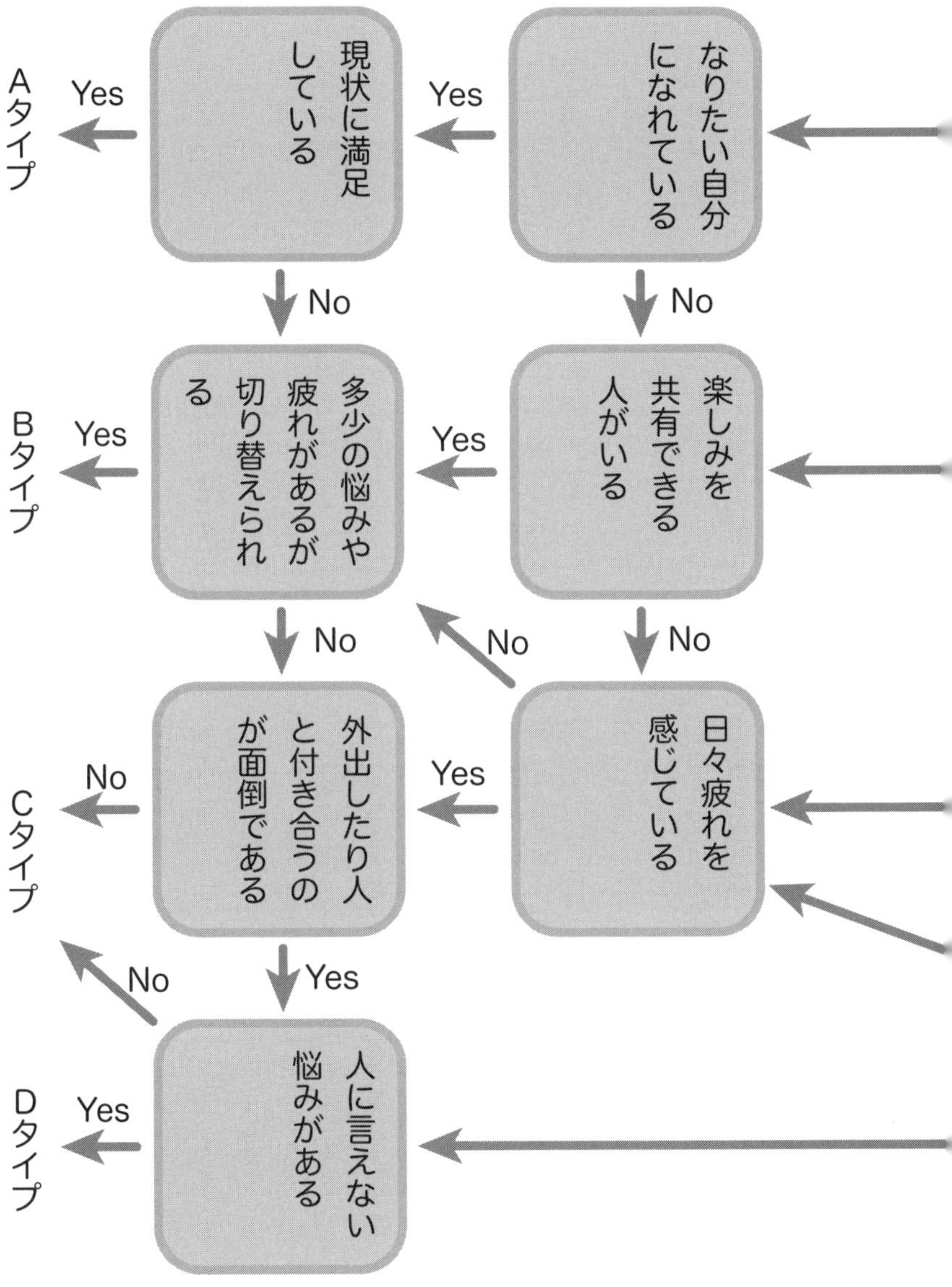
なりたい自分になれている
現状に満足している
Yes
No
Aタイプ
楽しみを共有できる人がいる
多少の悩みや疲れがあるが切り替えられる
Bタイプ
日々疲れを感じている
外出したり人と付き合うのが面倒である
Cタイプ
人に言えない悩みがある
Dタイプ

Ａタイプ：心が十分に満足されていて、日々楽しい生活ができている方です。

そんなあなたには、アップテンポの明るい元気な曲がおすすめです。

ご自分が満足されているので、明るい曲を聴くことでさらにドーパミン効果があらわれより意欲的に活動できるでしょう。


Ｂタイプ：心はかなり満たされているが、たまにマイナス感情に流されることがある方。

そんなあなたは、応援ソングやリラックスできる曲がおすすめです。

疲れていたり、少しイライラしたりマイナスの感情に流されそうな時は頑張ってと応援してくれる前向きな歌詞が書かれている明るい曲がおすすめです。

ハワイアンミュージックなど明るいけれど癒される曲も心を落ち着かせ、自分を取り戻せます。

Ｃタイプ：疲れがたまっていて、心を少し休ませてあげる必要のある方です。
そんなあなたは、明るい曲より少し落ち着いた曲調、ゆったりとしたテンポの曲がおすすめです。

応援されるのではなく、頑張っているご自分を褒めてくれる歌詞の曲がおすすめです。またオルゴールなど落ち着いたヒーリング効果のある曲も良いでしょう。

頑張っている自分を自分自身が認め、精神を整え、ゆっくり日常に戻っていきましょう。

Dタイプ：心が助けを求めている方です。

そんなあなたは、ご自分に寄り添った曲を聴いていいただきたいです。

明るい応援ソングのような元気な曲は避けてください。

このタイプの方は暗い曲を好んで選びがちですが、暗い曲調になりすぎると余計つらさが増してしまうので気をつけてください。暗い曲調を聴いて、悲しみ苦しみの原因に寄り添い突き詰めることで先に進めることもありますが、つらさが増す場合は、気持ちに寄り添った歌詞に、優しいメロディーが重ねてある曲を聴いていただきたいです。

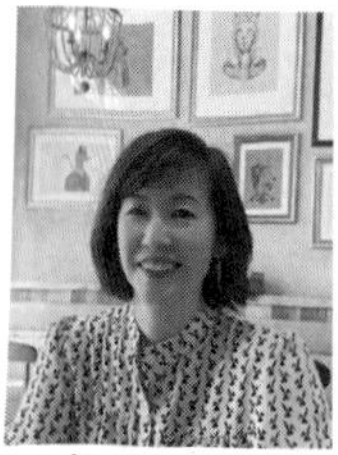

著者プロフィール

阿久津 真樹子（あくつ まきこ）

武蔵野音楽大学音楽学部器楽科ピアノ専攻卒業。大学在学中より心理学・哲学・音楽療法を学び、カウンセラー資格を取得。

卒業後、演奏活動や後進の育成にあたる傍ら、音楽療法独自のプログラムを確立し高齢施設にて療法士として20年間音楽療法を実施している。又、音楽心理療法を用いて、さまざまな悩みを抱える方のカウンセリングを行っている。

POSICE 音楽教室・メンタルサロン代表。

＊ JASRAC 出 2407980-401

人生《じんせい》を最高《さいこう》に楽《たの》しむための音楽《おんがく》サプリ

2024 年 11 月 26 日　初版第 1 刷発行
著　者　阿久津真樹子
発行者　友村太郎
発行所　知道出版
〒 101-0051 東京都千代田区神田神保町 1-11-2
天下一第二ビル 3F
TEL 03-5282-3185　FAX 03-5282-3186
https://chido.co.jp/
印　刷　モリモト印刷株式会社

ISBN978-4-88664-377-3